ヒモトレ革命

繋がるカラダ 動けるカラダ

ヒモトレ発案者・バランストレーナー
小関 勲

武術研究者
甲野善紀

日貿出版社

はじめに

武術研究者　甲野善紀

本書はバランストレーナー小関勲氏との初めての共著である。小関氏とご縁ができて、もう20年近くになる。初めて出会ったいきさつと、その時の印象については本書の中で述べているので、お読みいただきたいが、聡明で信頼できる人柄だということは、直に伝わってきた。

この最初の直観に違わず、その後ずっと親しい関係を保ち続けてきたが、小関氏が、当時、私が感じていた以上に身体の動きの本質を探求することにおいて、私の想像を超える才能を持たれていたことが次第に明らかになってきた。

その顕著な例の一つが、今回ここに小関氏と共に紹介することとなった〝ヒモトレ〟であるが、ここ10年ほどの間の小関氏の活動を振り返れば、この〝ヒモトレ〟という優れた方法を小関氏が開拓し、世に出すことは決して偶然ではないと私は思う。

そして、今回、この〝ヒモトレ〟に関する本を出すこととなったのだが、この〝ヒモトレ〟は人間のみではなく、他の動物にも有効だと思われる。そのことは、今年の7月、私は日本で唯一人のホースクリニシャンの資格を持つ宮田朋典氏とご縁ができたことで明らかになった。宮田氏によると、頭絡（ホルター）という馬の頭部に掛けるヒモは、現在平たいベルト状が一般的に普及しているが、かつてはこれが〝ヒモトレ〟に使うヒモに近い径のロープホルターという丸ヒモがよく使われていて、この丸ヒモによる馬の調教は、平たいベルト状のものよりも遙かに馬の悪癖矯正をしやすいとのことである。

宮田氏は「頭絡のヒモの形状の違いが、馬に与える影響の大きさが、現在広く知られていないのは極めて残念です」と語られていたが、人間より遙かに大きな体をもつ馬であっても、その馬の体に作用させるヒモの形状と太さが〝ヒモトレ〟のヒモとほぼ同一という事は、きわめて興味深く、小関氏の研究の確かさをあらためて認識した。

小関氏がこのような優れた研究活動ができるのも、小関家の郁子夫人をはじめとする3人のお子さんの支えがあるからだと思う。長男の昊太郎（コウタロウ）君の話は本書の中でも登場しているが、現在、小関家ほど、一緒にいて、こちらの心も和む家庭は少なくなっている気がする。そのため、私は講習会等で泊まりがけで出かけたとき、知人の家に泊まることはめったにないが、この小関家だけは、小関家からも招かれ、私も泊まりたいと思う例外的存在の一つである。

こうした環境に育まれて、この〝ヒモトレ〟が生まれてきたと思うと、今後ヒモトレはさらに多くの人々の役に立ち、広がっていくのではないかと思う。小関勲氏と小関家の皆さんにご縁のあった事を心から感謝している。

第1章　なぜヒモ一本でカラダが楽になるのか

第2章　現場で見えてきたヒモトレの驚きの効果

第3章 ヒモトレから分かる私たちのカラダ事情

第4章　今のトレーニングを見直す

ヒモトレってなに？

この本でお二人に語っていただいているヒモトレとは、一本のヒモを使って、体のバランスを整えることを目的としたトレーニングメソッドです。

〝トレーニング〟と聞くと、「1日100回しなければならない！」とか、「ちゃんと正しく覚えないと！」というふうに、少し「構え」が必要なイメージがあるかもしれませんが、ヒモトレは、そういう〝鍛える〟ためのトレーニングではありません。

ただ、ヒモに体を任せて動いたり、ヒモを体に巻いたりして過ごすだけ、です。

体の偏りをいったん取り払って、体の〝ちょうどいい〟ところを自分で味わうこと。それがヒモトレのねらいです。

つまり〝トレーニング〟というより、身体環境を整える〝コンディショニング〟と捉えていただけるといいかもしれません。

その効果については様々で、詳しくは本書をお読みいただければ分かりますが、スポーツから日常生活、介護まで様々な分野で効果が確認されています。

ヒモトレは、オリンピック選手やプロのスポーツ選手を指導してきたバランストレーナーの小関勲氏によって創案されました。

小関氏は、数々の選手にアドバイスや指導をする中で、一生懸命に練習をしているのに、伸び悩んでスランプに陥ったり、ケガをしたりしてしまう人達もたくさん見てきました。

痛みがあったり、ケガをしたりするということは、体に無理な力が入って、体のバランス感覚を崩してしまっていることに要因がある。ただ、いたずらに筋肉だけを強化するのは、かえって体のバランスを崩してしまうのではないか……？

そこで小関氏が着目したのが、体にとっての〝ちょうどいい〟ところ、つまり体全体のバランスを整えることに重きをおいた動きづくり・感覚づくりでした。

そして、スポーツ選手だけではなく、誰もが日常生活の中で、簡単に〝ちょうどいい塩梅(あんばい)〟を見つけて体の偏りを自分で調整できる方法はないか……長年、模索している中、フト床の上に落ちていた、どこにでもある荷物梱包用のビニールヒモを手に取ったことから、ヒモトレは生まれました。

そうして誕生したのが、ヒモトレ関連本の第1冊目にあたる『ヒモトレ』(日貿出版社)です。

『ヒモトレ』を出版してから3年。

「五十肩が治りました！」

「ずっと悩まされてきた腰痛がなくなりました……」

「階段を楽に登ることができました」

「大会の成績が良くなりました」

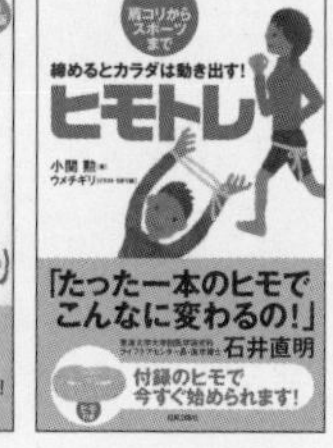

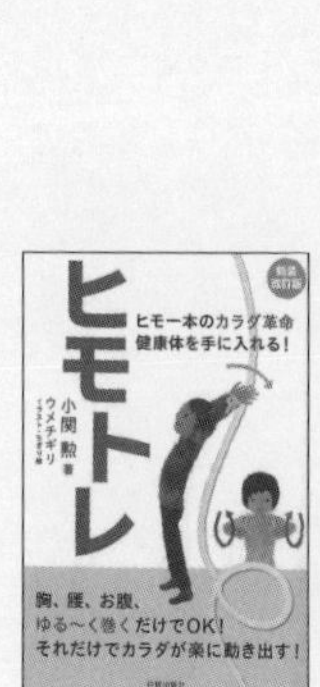

右は2014年にヒモ付きで発刊された最初の『ヒモトレ』。左が2016年に新たに出版された『【新装改訂版】ヒモトレ』。

「ケガをしなくなった」
「しびれが消えた」

スポーツ選手をはじめ、音楽家や俳優などの表現者、毎日パソコンの前で仕事をする人や、子育てをするお母さん、おじいちゃんやおばあちゃん、そして脳性麻痺のお子さんなど、様々な人から「ヒモトレで体が劇的に変わった」という驚きの報告が寄せられています。

ヒモトレのヒモについて

実際に使うヒモは、荷造り用のＰＰロープや、手芸店、１００円ショップで売っているようなもので十分です。ゴムやチューブのように伸びる素材や反対に伸縮性の全くないものは、ヒモトレの効果・効用を消すどころか、逆効果になる恐れがありますのでご注意ください。

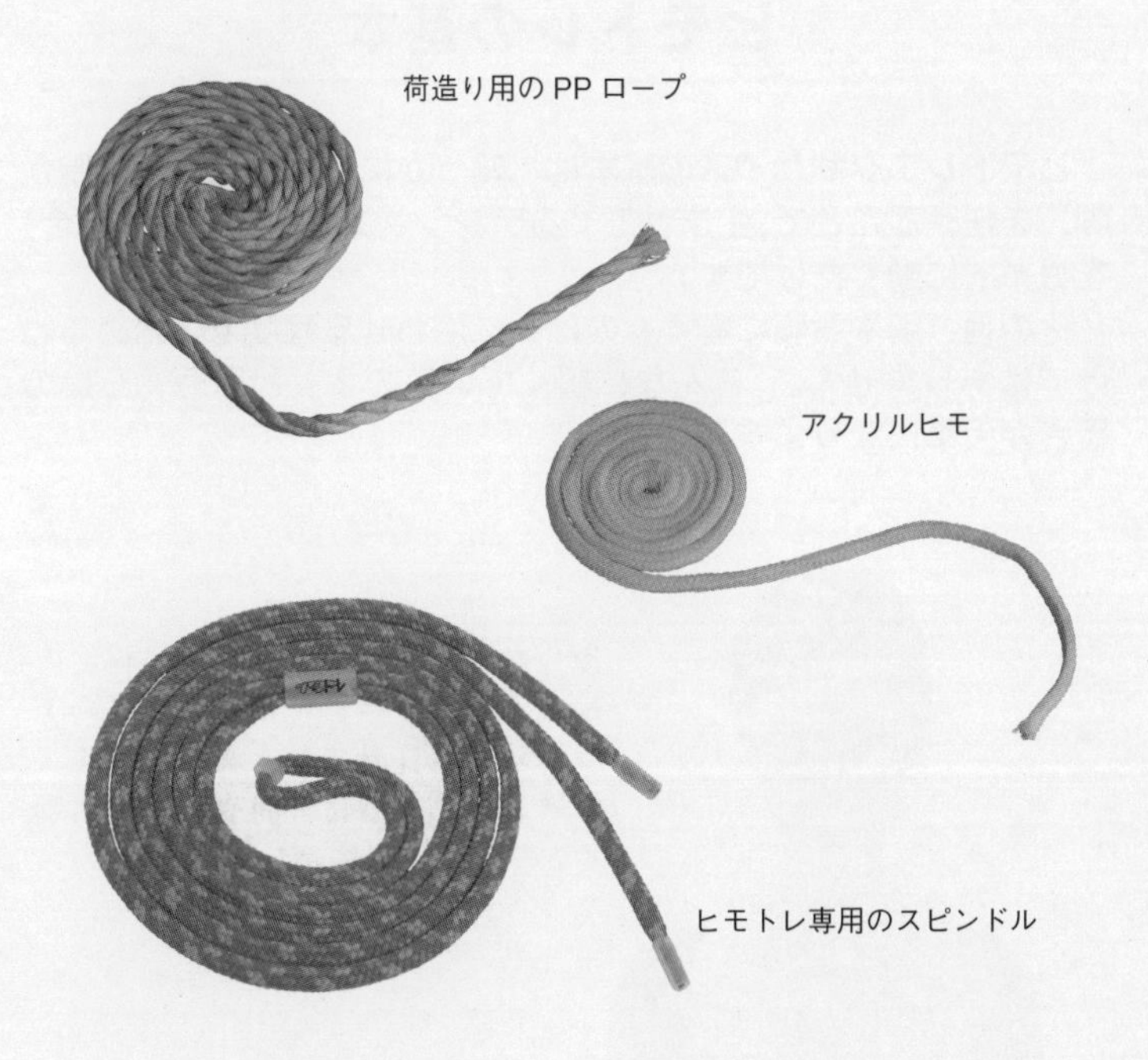

荷造り用の PP ロープ

アクリルヒモ

ヒモトレ専用のスピンドル

【ヒモの目安】

長さ　1.5m を目安に、体格に合わせて工夫してください。大柄な人は 1.8m ほど。

直径　4 ～ 6mm　これでもヒモが痛いと感じる場合は、直径 8mm から 10mm くらいの太さまでなら、効果が確認されています。

素材　アクリル、ポリエステル、綿、絹など、引っ張って 5mm 程度伸びるくらい。ただし、革ヒモやゴムのように伸びなさすぎたり、伸びすぎたりするものは駄目です。

またヒモトレ考案者の小関氏が３年をかけて研究開発したヒモトレのためのヒモトレ専用ひも「ひもトレ用スピンドル」も好評発売中です。こちらはシリコンの留め具で長さを調節できる工夫が施されています。

お問合せ、MARUMITSU：　http://www.m-bbb.com/

ヒモトレの基本

ヒモトレエクササイズの基本は、輪っかにしたヒモに体（腕か脚）を任せることで､生まれてくるテンション（ヒモの張り具合）をガイドに動くだけです。

その他、胸やお腹に巻くものは体に沿わせる程度で、締めるわけではありません｡「こんなに緩くていいの？」と思うくらいの緩さが大事になります。

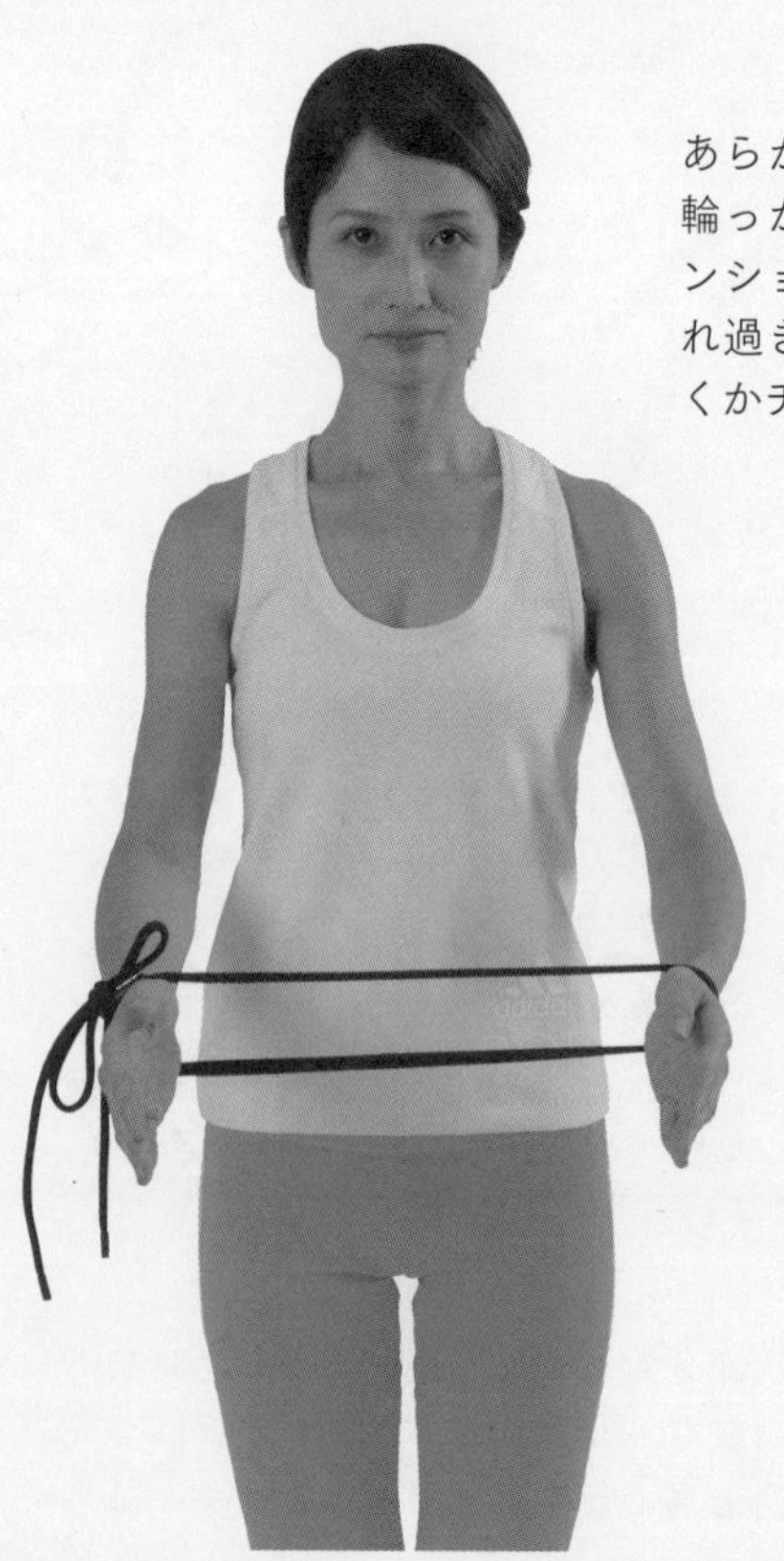

あらかじめ肩幅より少し広い程度の輪っかを作り手首にかけ、ヒモのテンションに任せて動きます。力を入れ過ぎないように、肘や肩が楽に動くかチェックしてから行います。

ヒモトレエクササイズ 1

（上半身のコンディションを整える）

手首、肘、肩の連動性を本来のよりよい状態へとリセットします。輪っかにしたヒモのテンションをガイドに、強弱つけず一定のペースで前後させます。5 〜 10 往復程度を目安にしてください。

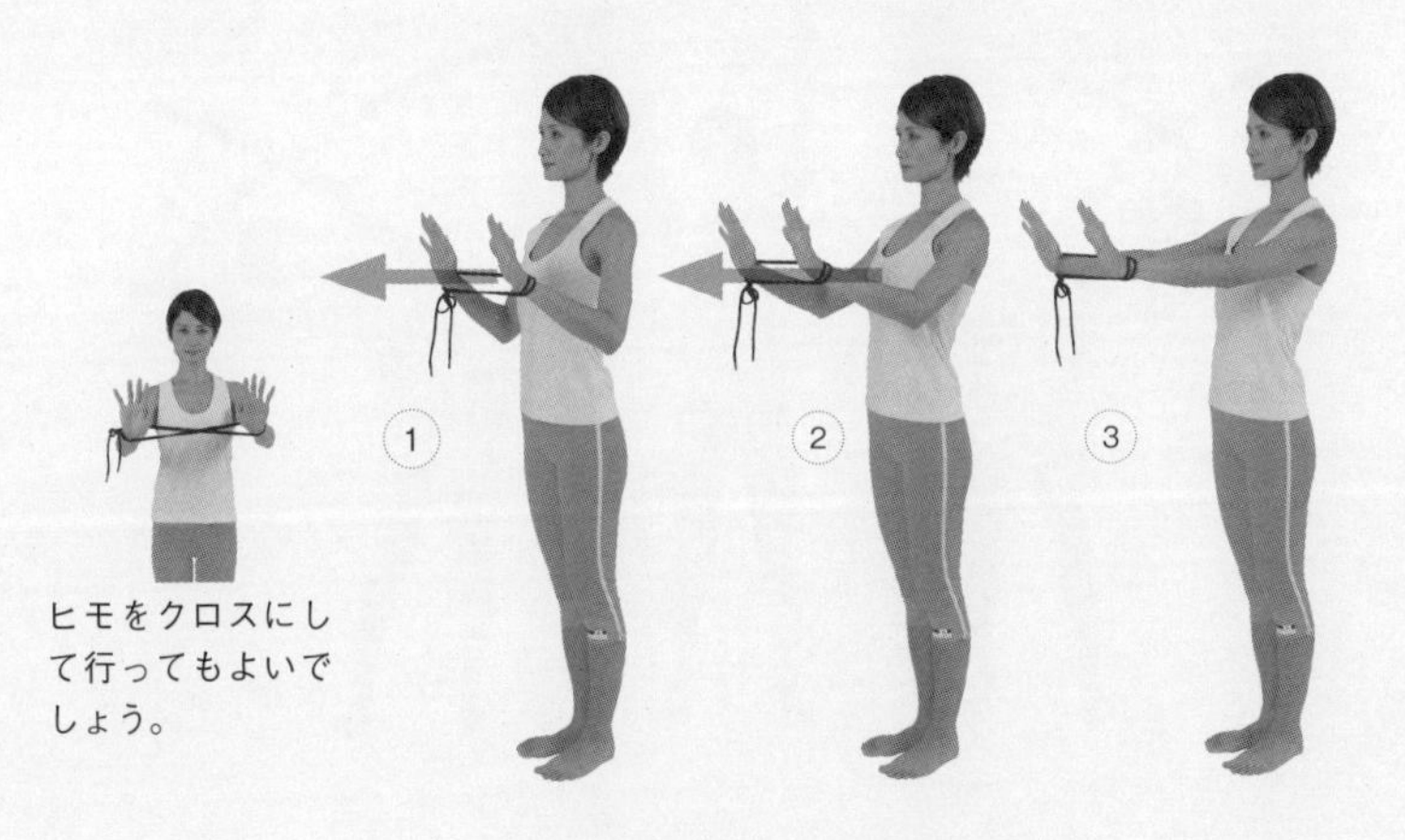

ヒモをクロスにして行ってもよいでしょう。

ヒモトレエクササイズ 2

（肩・背中周りを整える）

主に肩や背中の動きをつくる動きです。輪っかにしたヒモをガイドに、下から上、後方へ向かいます。強弱つけず一定のペースで心地よさを大切に行いましょう。

ヒモトレエクササイズ 3

（全身背伸び）

全身の柔軟性や協調性を養います。輪っかにしたヒモを手首にかけ、頭上に上げて左右にゆっくり側屈します。足先から手先まで均等に伸びるように、無理せず心地よい程度で行います。

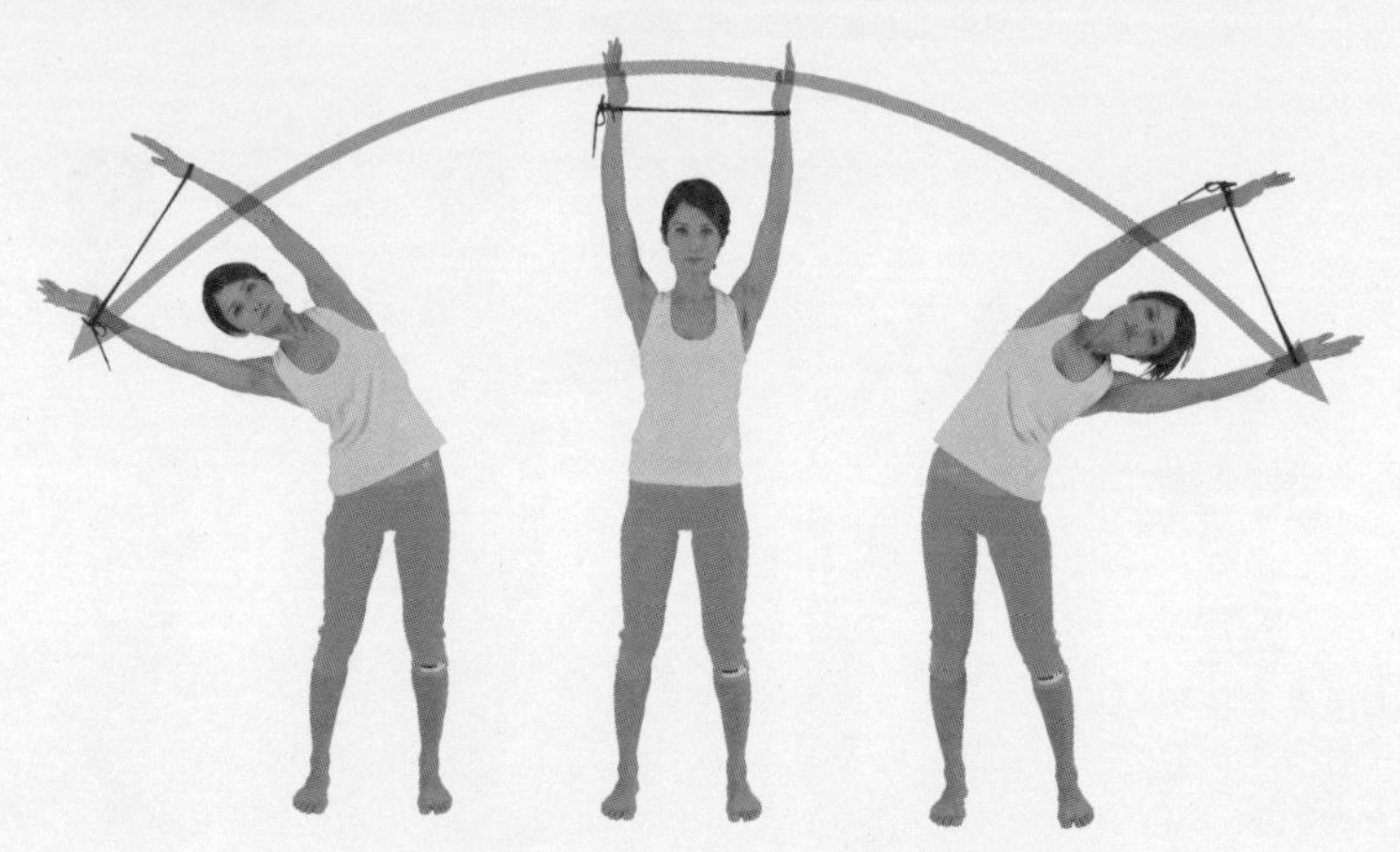

ヒモトレエクササイズ 4

（左右運動）

輪っかにしたヒモを手首にかけ、強弱つけず一定のペースで左右に振り向きます。両足が地面から離れない程度で行います。全身の柔軟性を養います。

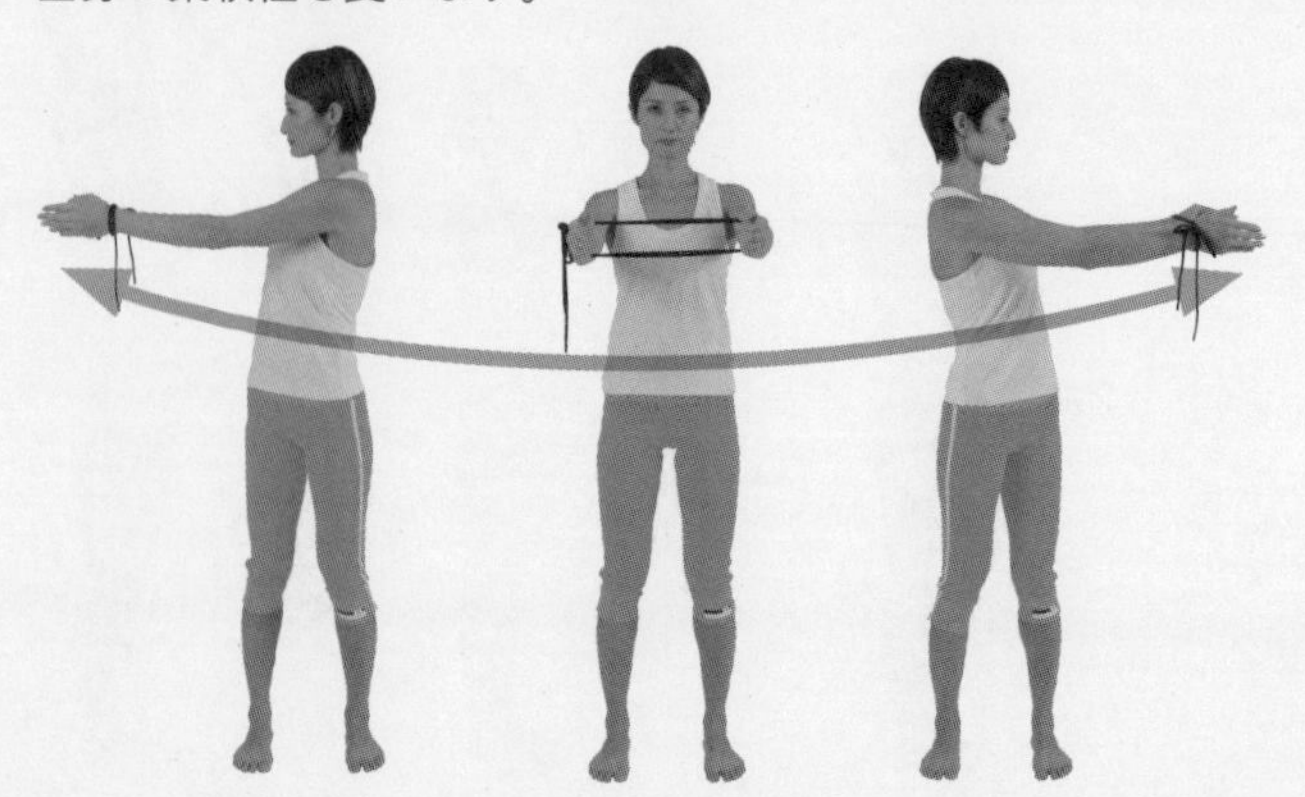

ヒモトレエクササイズ 5

（肩、背中、肩甲骨周りを整える）

輪っかにしたヒモを後ろで手首にかけます。一定のペースで腕を上へ挙げながら頭を前に倒していきます。この時、膝は軽く曲げて行いましょう。肩甲骨が腕の動きと連動してくるのが分かります。

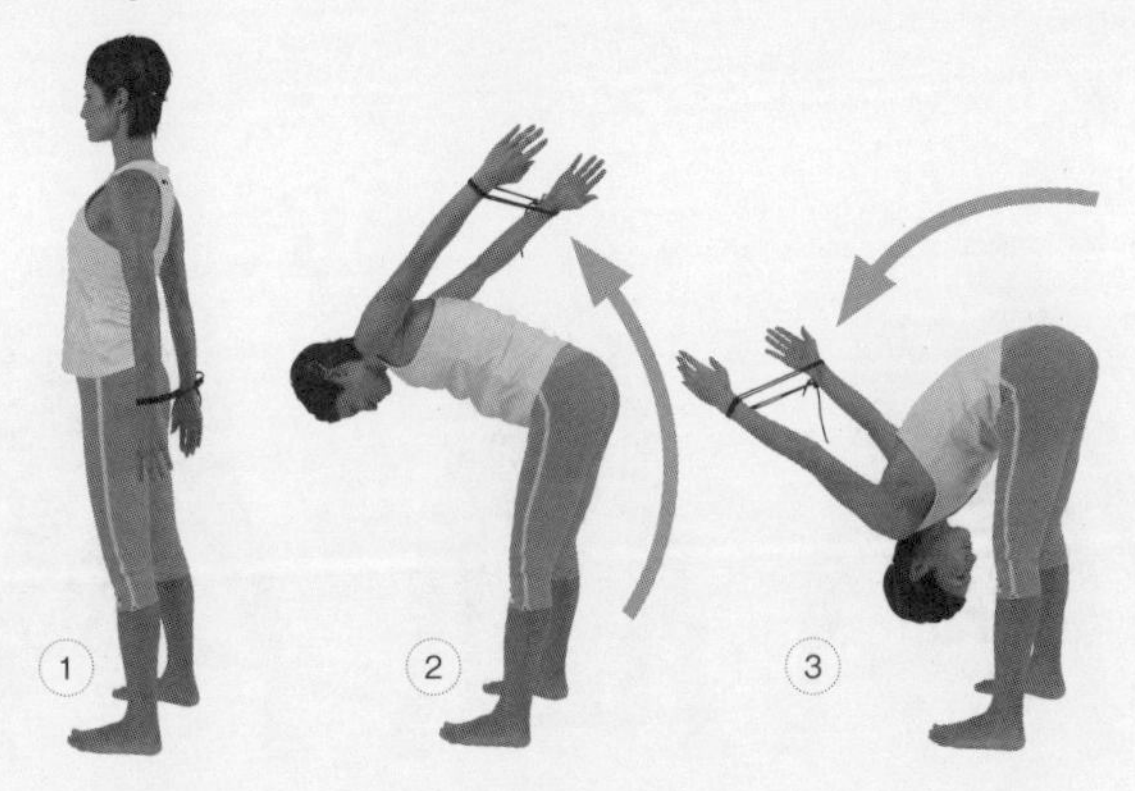

ヒモトレ応用編

（道具と体の一体感を掴みます）

まず普段の素振りをした後、手首にヒモを掛けて結びます。ヒモの適度なテンションを感じながら振ると体が安定し、全身の繋がりを感じるでしょう。慣れてきたらヒモを外して行い違いを感じ、徐々にヒモをしていない時とヒモを着けている時の差を埋めていきます。ゴルフ、野球、テニス、剣道などでも同じことができます。

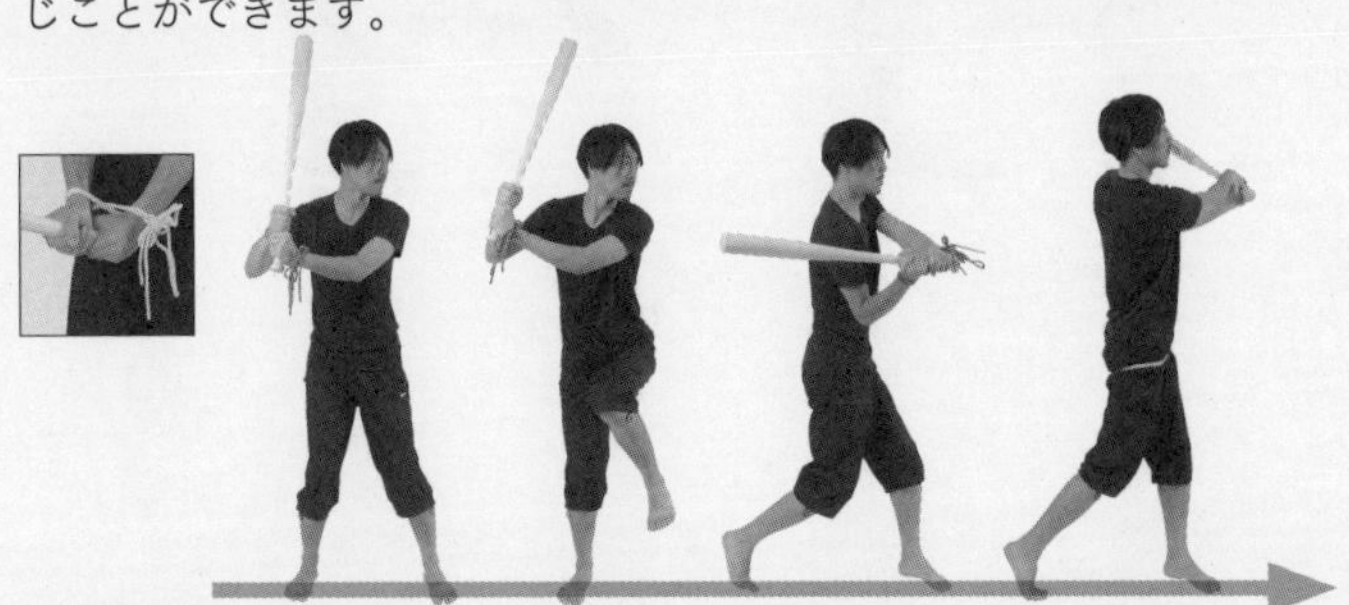

ヒモトレエクササイズ 6

（体の後方の伸び）

輪にしたヒモを前腕（肘付近）にかけ、テンションをガイドにゆ〜らゆ〜らと振ります。お尻から背中、腕全体までの繋がりを感じながら、左右、前後に 5 回〜 10 回程度行います。頭を上げるときはゆっくり気をつけて戻しましょう。

左右

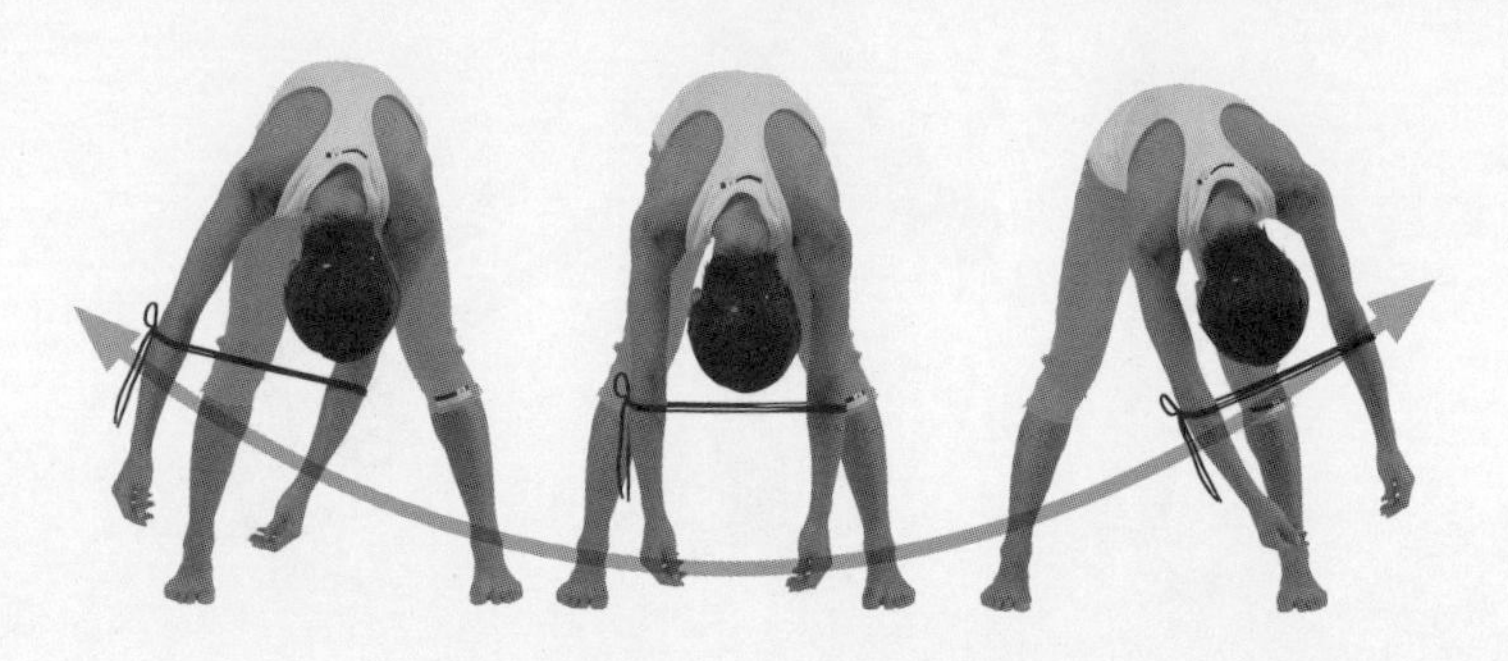

前後

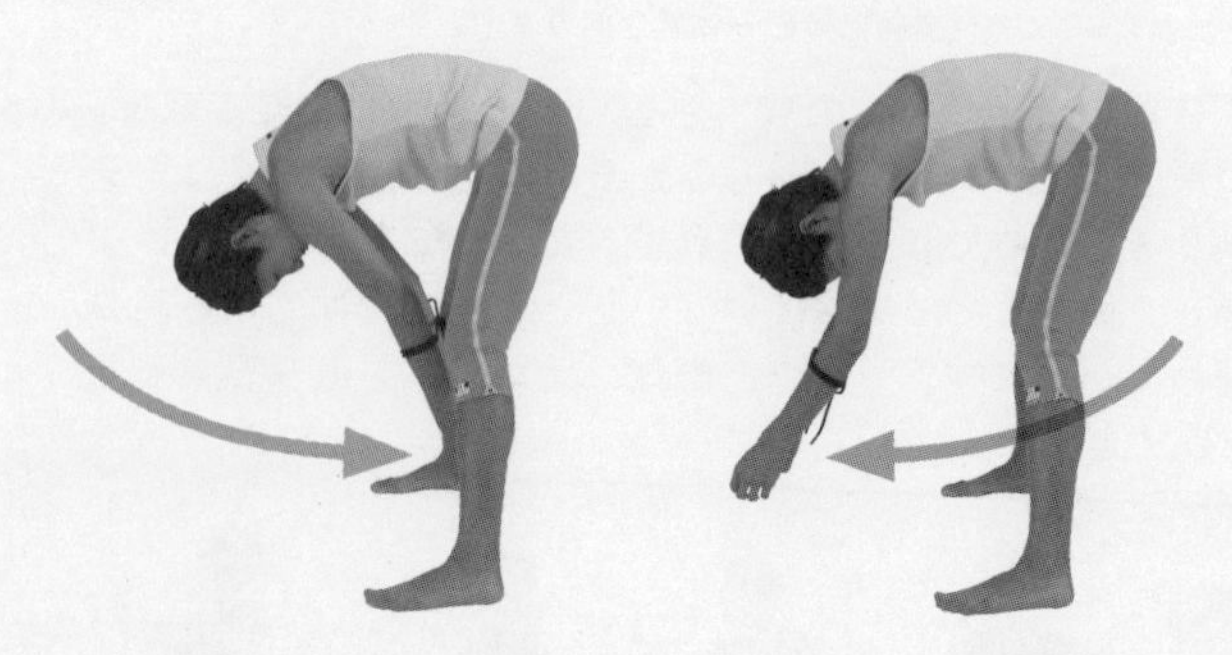

タスキ掛け

（姿勢を整える）

大きめの輪をクロスしたものを、服を着るようにしてタスキにします。脇の下に余裕がある程度に調節しましょう。着けたまま日常生活や仕事、スポーツまであらゆる場面でお試しください。時間は 10 分から 1 日着けっぱなしでも OK です。

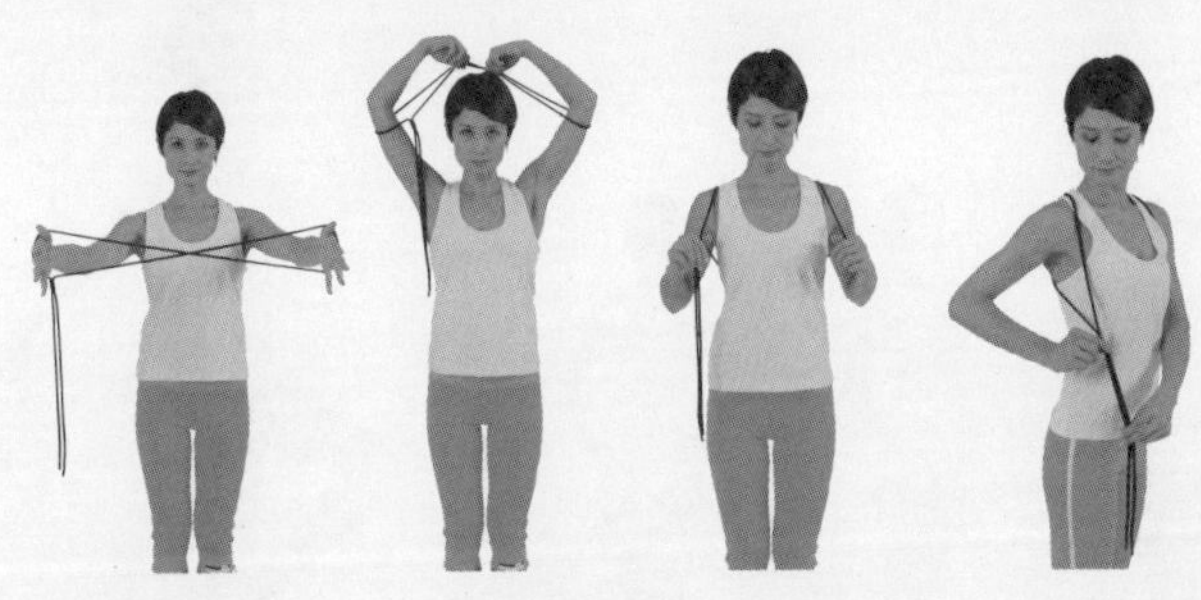

余裕があることが大事です。

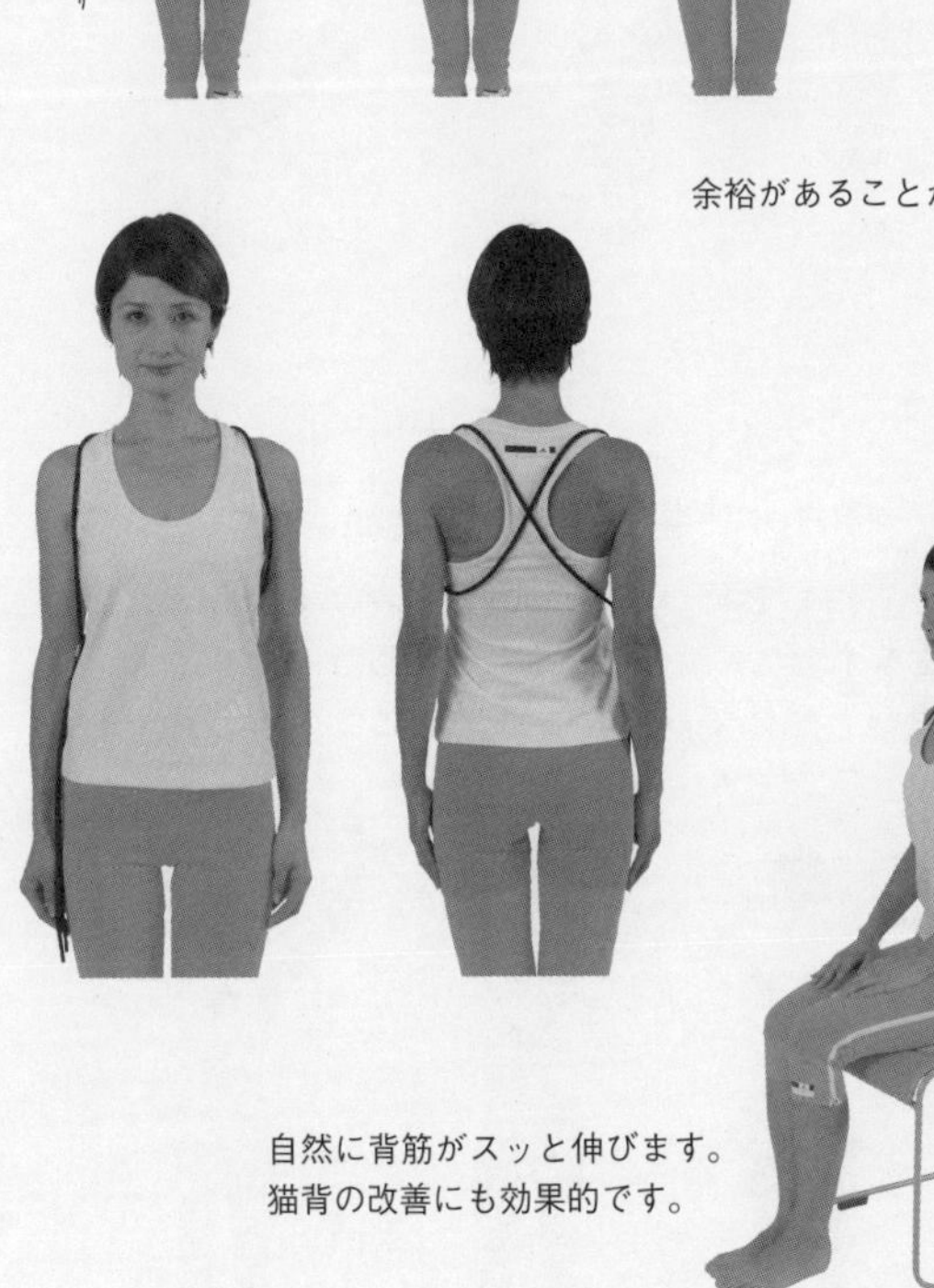

自然に背筋がスッと伸びます。
猫背の改善にも効果的です。

脚ヒモ

（快適な歩行やジョグに）

足を閉じて、お尻の下側から体の前の鼠蹊部（そけいぶ）に着けます。横から見ると斜めに掛ります。締め具合は落ちない程度にゆるく、その場で足踏みや歩いて丁度よいところを見つけましょう。歩行からジョグ、登山にもお薦めです。

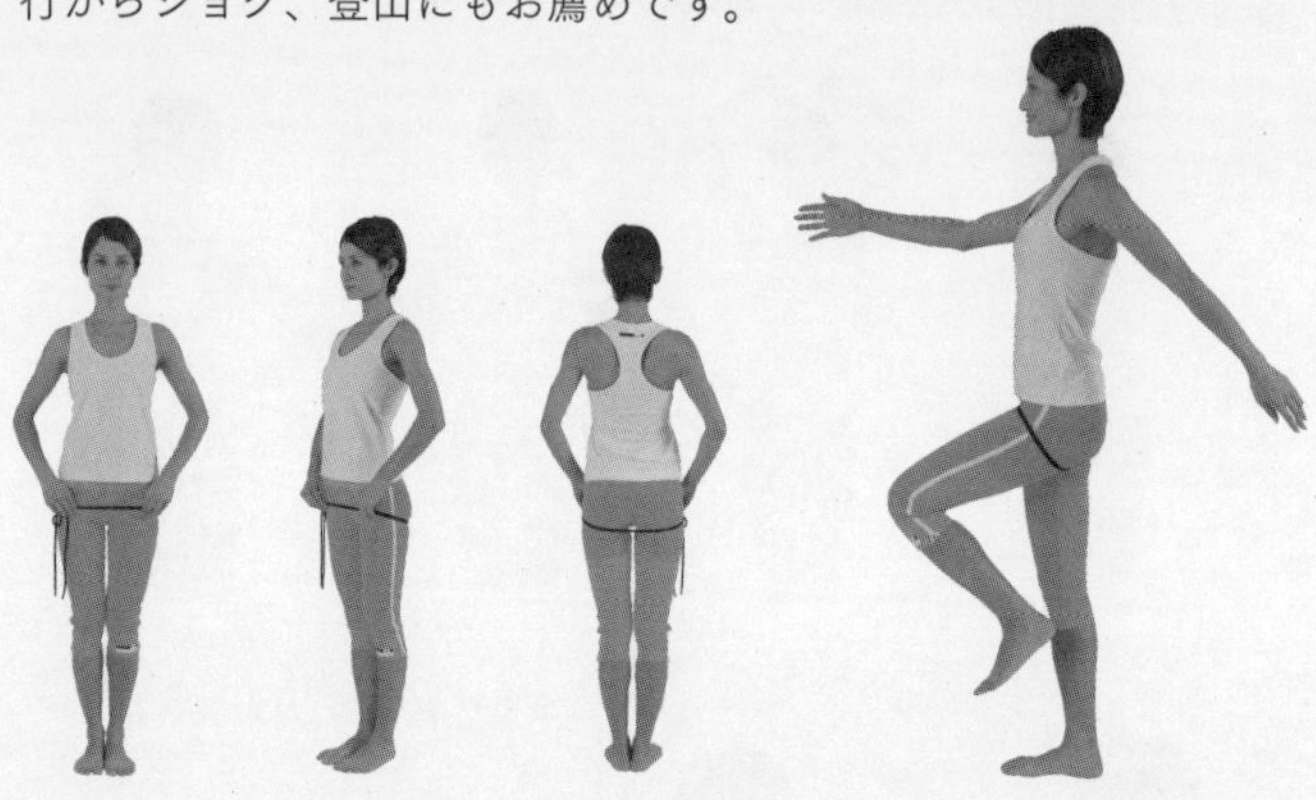

ヒモトレエクササイズ 7

（肩回し、上半身と下半身の連動性）

脚ヒモをして肩回しを行います。ヒモを着けて行うと、下半身に連動性が生まれ軽く腕が回ります。数回行ったら、今度はヒモを外して違いを感じてみましょう。肩こりの解消にもお薦めです。

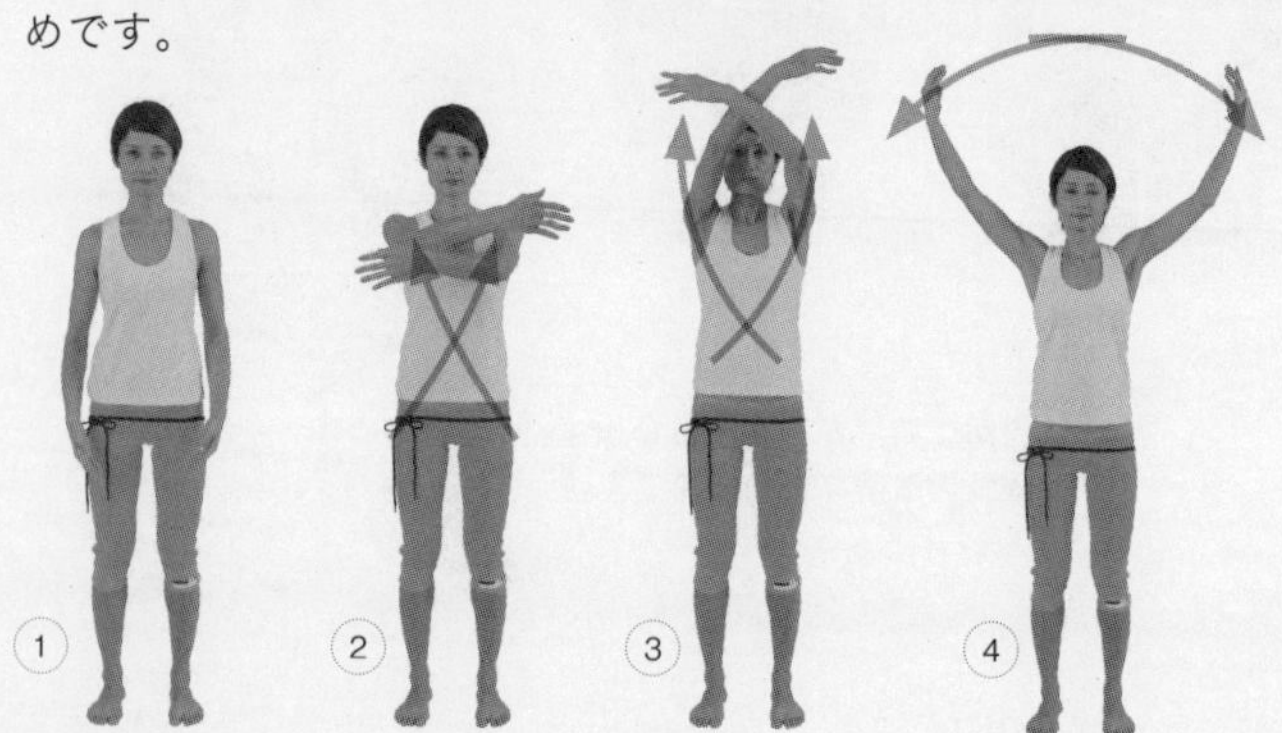

ヒモトレ常備編 《脚》

（坂道や階段）

両足の根元に脚ヒモを着けることで、左右の連動性が高まりスムーズに階段の上り下りができます。足腰に不安のある方はお試しください。

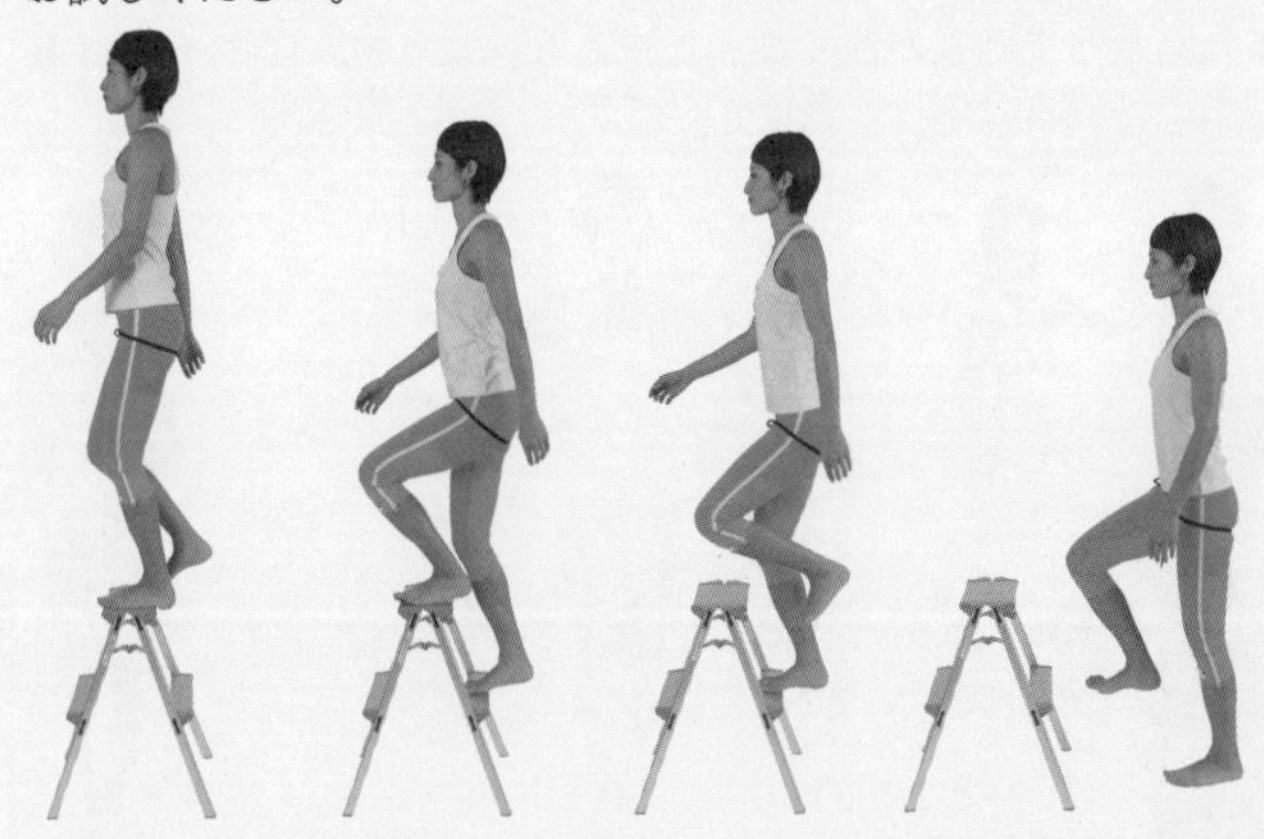

ヒモトレ座位

（あぐらと正座）

膝先にヒモを巻き体を預けます。より楽に座ることができます。どちらもヒモに任せるのがポイントです。

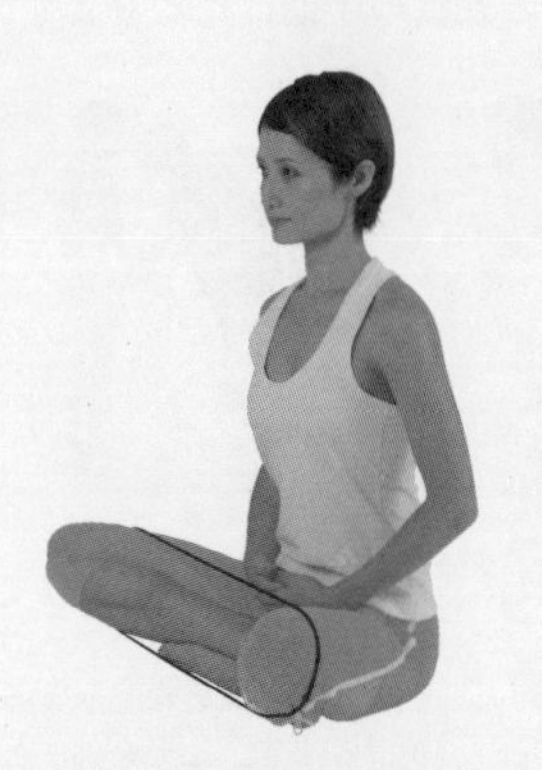

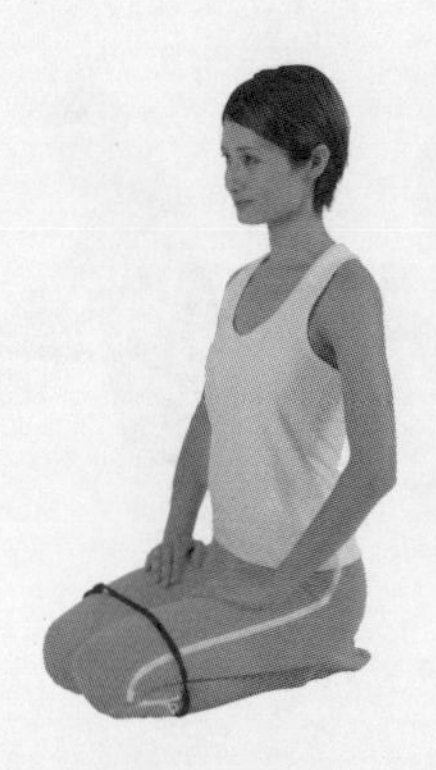

胸ヒモ

（就寝時を含む生活全般に）

脇の下にヒモを胸に沿わせるようにゆるく巻きます。胸部だけではなく脇・背中が連動して、体幹全体で呼吸ができます。歌や管楽器をされている方は演奏の際に着けてもよいでしょう。また緊張して呼吸が浅くなった時にも有効です。10分から睡眠時まで、好みに応じて試してください。

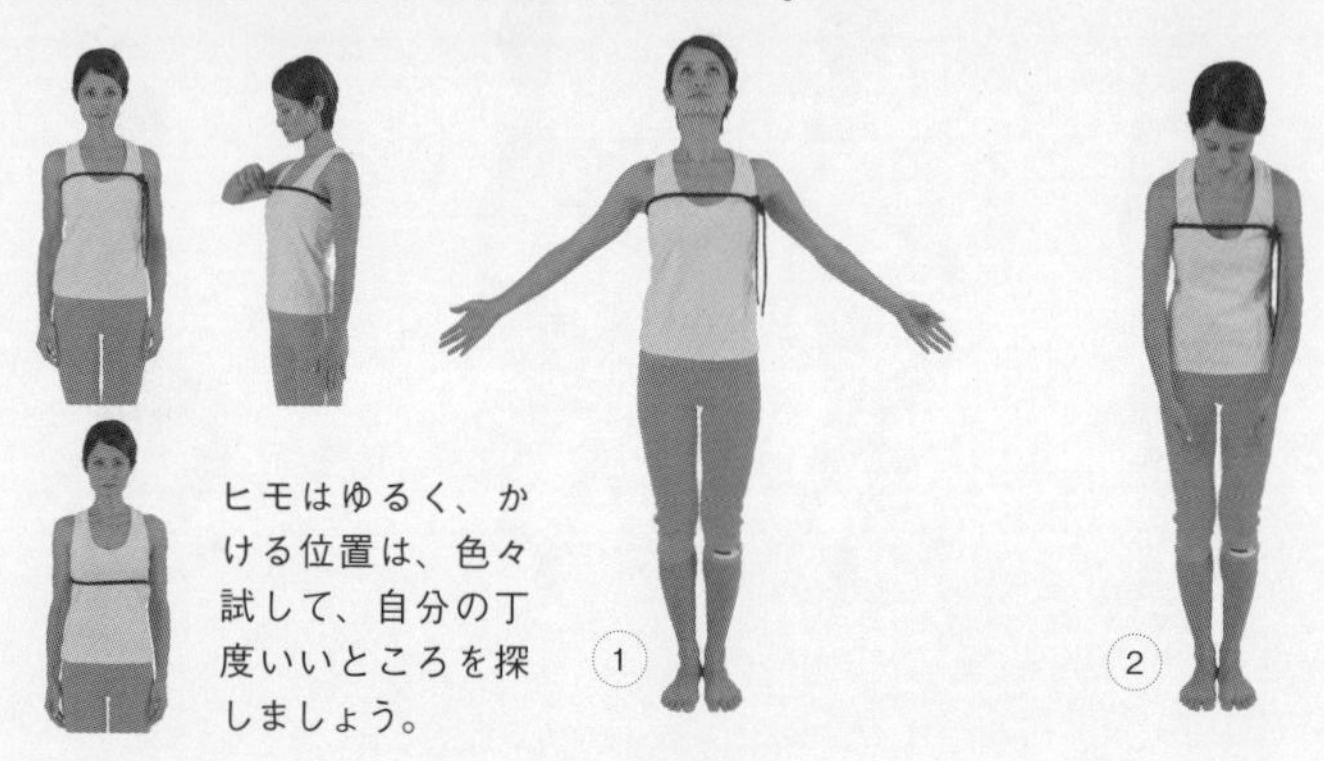

ヒモはゆるく、かける位置は、色々試して、自分の丁度いいところを探しましょう。

ヒモトレ常備編　《へそ》

（生活全般から仕事、スポーツまで）

へそを目安にヒモをゆるく巻きます。この時、締めないように注意して、ヒモに余裕があるか確認します。巻いているだけで体が整います。就寝時に着けると安眠の手助けになります。

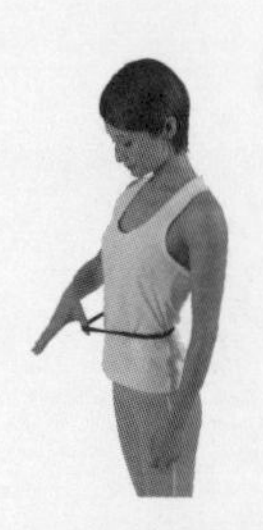

ヒモに余裕があることが大事です。

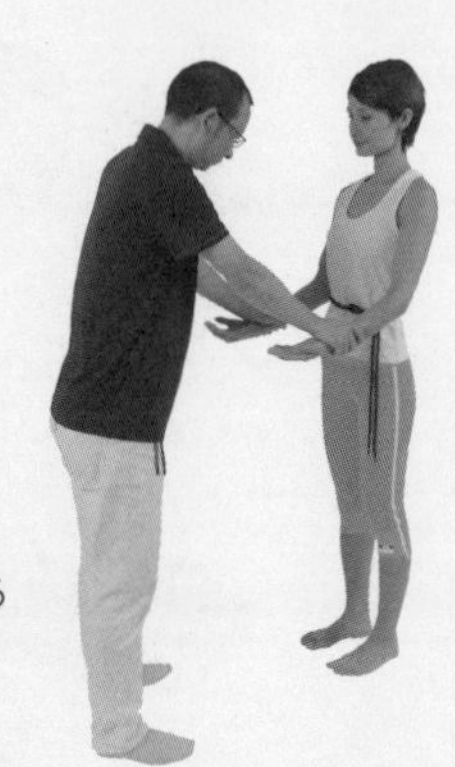

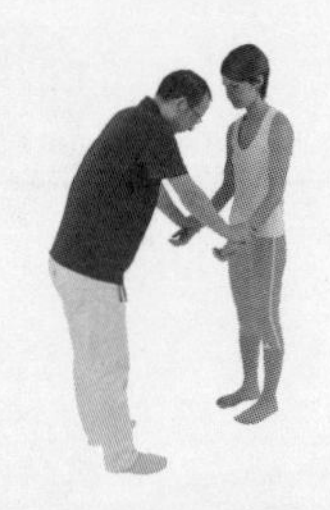

ヒモをゆるく着けた状態で両腕に圧をかけてもらうと、力を込めなくても無理なく耐えることができます。ヒモを外すと簡単に腕が落ちてしまいます。

ヒモトレエクササイズ 8

（下半身のコンディションを整える）

膝や股関節、腰の連動性を本来のよりよい状態へとリセットします。輪にしたヒモを足首にかけ、ヒモのテンションをガイドに強弱つけず一定のペースで前後させます。5～10往復程度を目安にしてください。

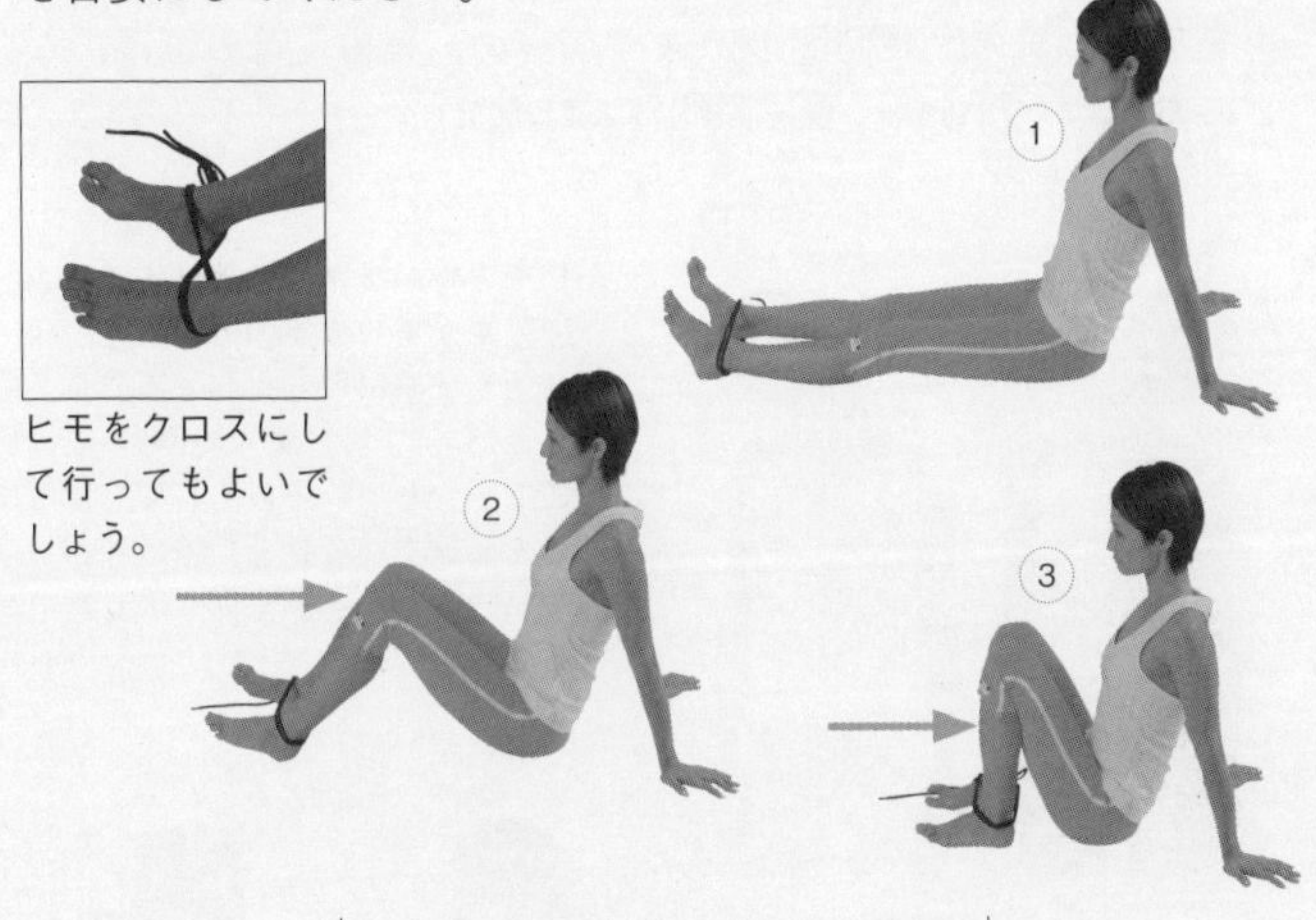

ヒモをクロスにして行ってもよいでしょう。

ヒモトレエクササイズ 9

（肩、背中、肩甲骨の動きを整える）

両肘の広さに輪を作り、ヒモを親指をかけて頭上から肩の高さまでをヒモのテンションを変えず、一定のペースでゆっくり5回～10回程度往復します。背中側の動きの連動性が整います。

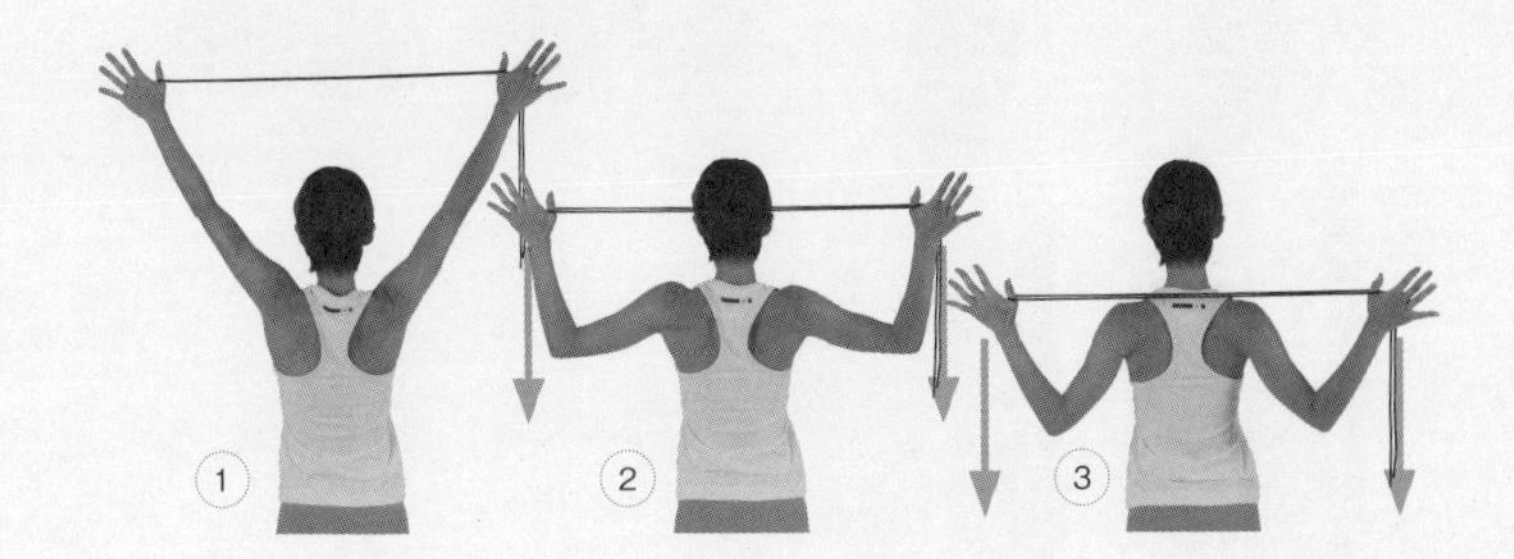

ヒモトレ常備編　《ハチマキ》

（頭、首、肩のコンディションを整える）

頭の大きさの輪を作り、ヒモを頭に乗せるように被ります。できるだけ着けている感じがないようにゆるくするのがポイントです。通常のハチマキのように締めると逆効果となります。ヒモを巻くことで頭がよりよい位置に乗り、首の負担や肩の負担を軽減します。長時間のデスクワーク、読書、首の寝違いなどにお試しください。着用時間はお好みで。

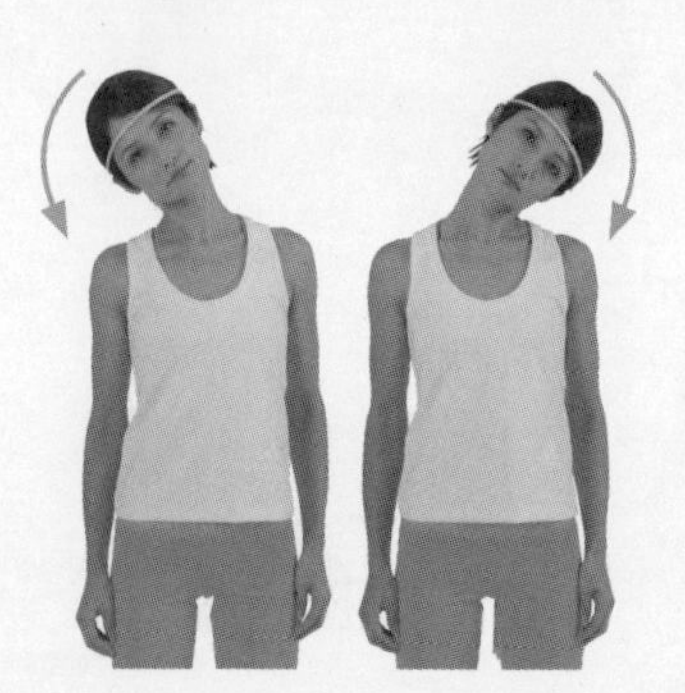

ヒモトレハチマキは着けるだけで効果がありますので、普段の生活や仕事に取り入れてみてください（49頁写真4参照）。ここで紹介している首回しは、ヒモを着けている時と、着けていない時の違いをチェックするためのものです。

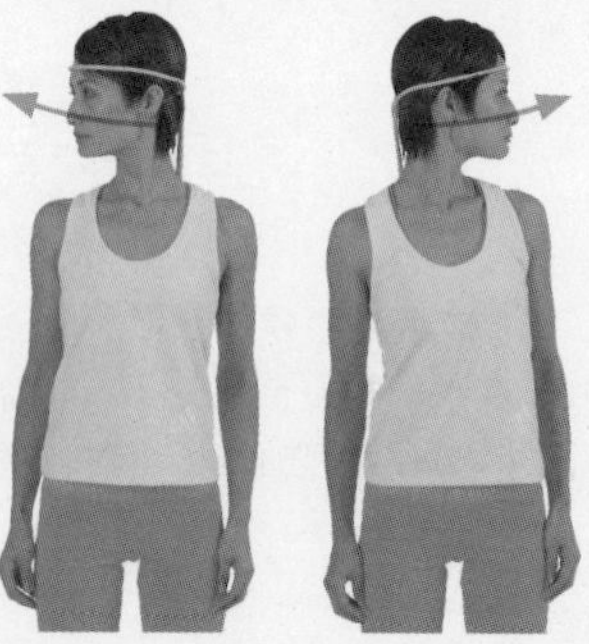

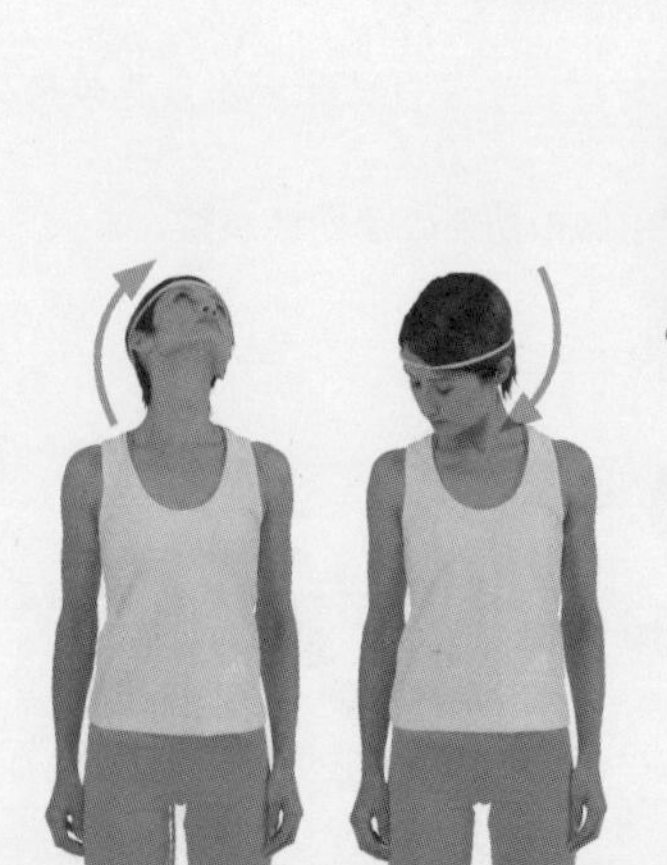

第1章 なぜヒモ一本でカラダが楽になるのか

武術研究者のカラダを見て

甲野　小関さんと初めてお会いしたのは、たしか十数年前、私の仙台の講習会でしたね。

小関　そうですね。当時、『動く骨』（スキージャーナル）の著者でもある知人の栢野忠夫氏のすすめで、甲野先生が桐朋高校のバスケットボール部で行った講習会のＤＶＤを拝見して、〝これはぜひお会いしたい〟と仙台の稽古会に伺ったのが最初です。先生の肩甲骨が、クネクネと自由自在に動いている様子には、当時、相当衝撃を受けたのを覚えています。

教え方も、「ドリブルがどう」とか、「ボールの受け渡しの時はこう」という専門的な切り口ではなくて、〝歩く〟〝走る〟〝転換する〟といった、もっと根本的な身体の使い方を、〝うねらない、ためない、ひねらない〟という武術的な切り口で紹介されていて、興味深く拝見していました。

それから、当時ライフル射撃競技のオリンピックの監督を務められた藤井優（まさる）氏と共に甲野先生をお招きし、山形で講習会をして頂きました。

甲野　小関さんと初めて会った時、本当に人当たりが柔らかいという感じがしましたが、ただ柔らかいというのではなく、その柔らかさが聡明さを包んでいる感じで、〝この人とはこの先ずっと縁が続きそうだな〟と思いました。

小関　聡明なんて言われたことがないので気恥ずかしいですが、ただただ甲野先生と触れ合うのが楽しみでワクワクしていたのは覚えています。当時、先生と出会ったことは、本当にそういう流れがあったのだと思います。

というのも、先生に初めてお会いした時、すでにバランスボード（小関氏の考案した木製のボード。板の裏に木製の突起物を着け、板の上に乗ることによって、シーソーのようにバランスを取って身体の感じを観る）をトレーニングに採り入れていたのですが、アスリートを始め、いろいろな人に乗ってもらっているうちに、ある面白いことに気付き始めたからです。

甲野　どんなことに気付かれたんですか？

小関　どういうことかというと、すごく筋肉隆々の人がバランスボードに乗れるかといえばそうでもないし、逆に運動していない女性とか子どもの方がパッと乗れたりするんですね。そこから、〝バランスを保つのは単純に力や筋肉が関係しているわけではないのだな〟〝大事なのは感覚で、それが運動のベースだろうな〟と気付き始めたんです。ただ、僕も当時は体に対する理解が浅かったので、「感覚を鍛える」という言い方をしていました。「鍛える」なんて、今は絶対言わないですけど（笑）。

甲野　たしかに、バランスをとるのに必要な筋肉の力は僅かですね。それ以上いくら筋肉があっても、バランスをとるのには役に立ちません。

日本の柔道の源流である柔術は、その二本足で立ち続け、バランスをとろうとする機能を崩す技を持っていたと思われるのですが、それがいつの間にか力で対抗することになってしまいましたね。

小関　また、この時、ちょうど空手もやっていたのですが、歳をとっていけば今の練習はできないだろうし、それに伴ってパフォーマンスが落ちることは既に感じていました。そういう背景もあって、仙台の講習会で初めて先生にお目にかかった時、先生に質問したんです。この時の先生のお答えがとても印象的で、よくあちこちでお話させていただいているんですけど……。

甲野　どんな質問をされたんでしたっけ？

小関　とても初歩的な質問です。「どういう練習、トレーニングをされているんですか」と聞いたんです。

そこで甲野先生はどう返されたかというと、「こう構えて（構えたまま、体全体を180度転換する）、こっちに振り向くのに、30分かけるんです」と仰ったんです。

甲野　ああ、何となく覚えています。

小関　衝撃的でしたね。〝エッ〟と思って、試してみたら、それがどんなに難しいか……、自分の動きの雑さがよく分かったわけです。それで、〝これってどういうことなんだろう〟と疑問に思いました。

その後、先生の稽古会に何度か参加させていただいたのですが、先生は筋トレなどの〝鍛える〟という価値観で稽古をされていなかったし、先生より体の大きい、力のあるような人達が投げられたり、飛ばされたりしているのを見るわけです。

そうやって先生の、体の使い方を工夫している姿を見ているうちに、その重要性がおぼろげながら少しずつ分かるようになってきました。そして〝そういえば、僕自身もそうだったな〟と子どもの頃を思い出していました。

甲野　どんなことを思い出したのですか?

小関　僕が小学校の頃です。今でも体は大きくありませんが、当時も背の小さい順で前から2番目とか3番目くらいで身体が小さかったんです。ただ、体を動かすことは大好きで、学校選抜の市の相撲大会にも積極的に挑戦していました。相撲大会だから、僕より遥かに体格のいい子がいるわけですが、大きい人に比べて力がないのは百も承知だったので、最初から〝力で何とかしよう〟とは思わなかったんですね。

だから、力の強い相手と組む時、最初はずっと押されっぱなしなんですけど、土俵際で向こうがグッと力むので、その瞬間にヒョイとうっちゃると、相手がバランスを崩して倒れるんですよ。学校で一番強い子と組んでも、勝つことがありました。

それでついた異名が〝うっちゃりの小関〟(笑)。他にも、いきなり相手の足をグワッと持って、ひっかけたりとかして相手を倒していましたね。

甲野　小関さんは、当時から、そういう優れたバランス感覚があったのですね。

小関　そんなふうには自分自身感じていませんでしたが、もしかしたら無自覚にそういう体の使い方を選択していたのかもしれません。

先生の講座で、先生の体の使い方に触れるようになってから、運動のベースとなる感覚、特に身体のバランスを考えて動きをつくることに、これまで以上に重きをおくようになりました。すると、アスリートもそういった感覚を無自覚に大事にしていることにも気付くようになりました。

甲野　それで、バランスボードの使い方を研究され、バランストレーナーという〝新しい職業〟を創られたのですね。

そして、ここ数年の間に新たに気づかれたのが〝ヒモトレ〟ですね。

小関　はい。

ヒモ一本でカラダ目覚める

甲野　最近、私の講習会でも、必ずと言っていいほどヒモトレを紹介していますが、これは本当にすごい発見ですね。別に特別なことを覚えるとか、何かを意識するとか、そういうことを全くしないで、ただ、ヒモを一本巻くだけで体の動きが、たちまち変わりますから。

小関　私も驚いています（笑）。

甲野　私がヒモトレを初めてハッキリと認識し知ったのは、２０１４年に小関さんが日貿出版社から『ヒモトレ』という本を刊行され、私にも献本してくださった時です。
それ以前にも、なんとなく耳にしていた気はしますが、あの本でハッキリと知りました。その後、２０１４年の秋頃、小関さんのお家に泊まらせていただいた時に、詳しくヒモトレの巻き方や効果を伺い、例えば「脚の付け根にヒモを緩く巻くと、階段の上り下りが楽になるんですよ」と教えていただいてから、早速試したところ、〝これはいい！〟と感動したのを覚えています。

寝る時に、体にヒモを巻いて寝ると熟睡できると聞いて、これも早速試したところ、確かによく眠れました。

小関　朝起きたら、甲野先生から「ヒモを着けて寝ましたが、すごく熟睡できました！」というメールがきていて……。同じ屋根の下なのにメールをいただいたのが、おかしかったので、今でもよく覚えています（笑）。

甲野　あの時は、起きて身支度をして２階から下へ降りていく間も、待っていられない感じがしましたからね。それで、メールをしたのです。

今でも変に疲れて、翌日も講習会などで出かけなければならない時や、少し体調に不安がある時、ヒモを３ヶ所に巻いて寝ると、巻かないで寝た時よりも、あきらかに寝起きがいいですね。

小関　先生はヒモを、それぞれ、どこに巻かれているんですか？

甲野　脇のすぐ下の胸の所と、腹部の臍（へそ）周り、そして大腿部の付け根にある大転子の

あたりですね。（35頁参照）

また、私は風邪をひく時、必ず喉がおかしくなって、喉から風邪になるのですが、この春に富山で講習をした夜、疲れて、うたた寝をしてしまい、2時間ほどして気が付くと、喉がおかしくなっていたのです。

今までの経験では、そのような喉の異常を感じると、そこからドンドン喉が腫れてくるので、〝これはしまった！〟と思ったのですが、フト〝ものは試し〟と、8ミリくらいの少し太めの丸いヒモを切って首の中ほど、つまり喉の周りに巻いて寝ました。ヒモを切ったのは、寝ている時、ヒモが変に喉に絡むと危ないからです。その状態で寝て、朝起きると喉の違和感がなくなっていたのですよ。これには驚きました。

小関 夜に尿意で5、6回ほど起きる人が、ヒモをゆる～く腰に巻くと、その日の夜から1回も起きなくなったり、起きる回数が減ったりという話を、あちこちで聞いています。夜間覚醒も随分減るようですね。

また、鼠蹊部（そけいぶ）からお尻の下にかけて緩くヒモを巻いて寝ると、寝返りがとても楽にできるので、お腹の大きくなった妊婦さんからも、「寝るのが楽になった」というお声をいただいています。

寝た状態でのヒモトレ

横になってヒモトレをすることで、体の奥深くの緊張が和らいできます。また、睡眠時の運動状態を保つことで、自己回復の手助けをしてくれます。

輪っかにした、ヒモを足首にかけます。あとはヒモに体を任せるだけ。更に手首にヒモをかけると、上下から体がじんわり引っ張られるような自然なストレッチ効果を感じられ、より深いリラックスが得られます。この時、肘は軽く曲げてください。万歳できない方は無理せず、お腹の上に置いてもOKです。10から15分くらいのリラックスタイムにどうぞ。

【ヒモトレで良質な睡眠を】
本格的に休む場合は、ヘソのラインに気にならない程度にゆる〜く巻いたまま寝るのもお薦めです。ヒモを巻くことで体の自由度が増し、寝返りがうちやすくなり、朝の目覚めが変わります。夜間頻尿や夜間覚醒の軽減にも効果が報告されています。

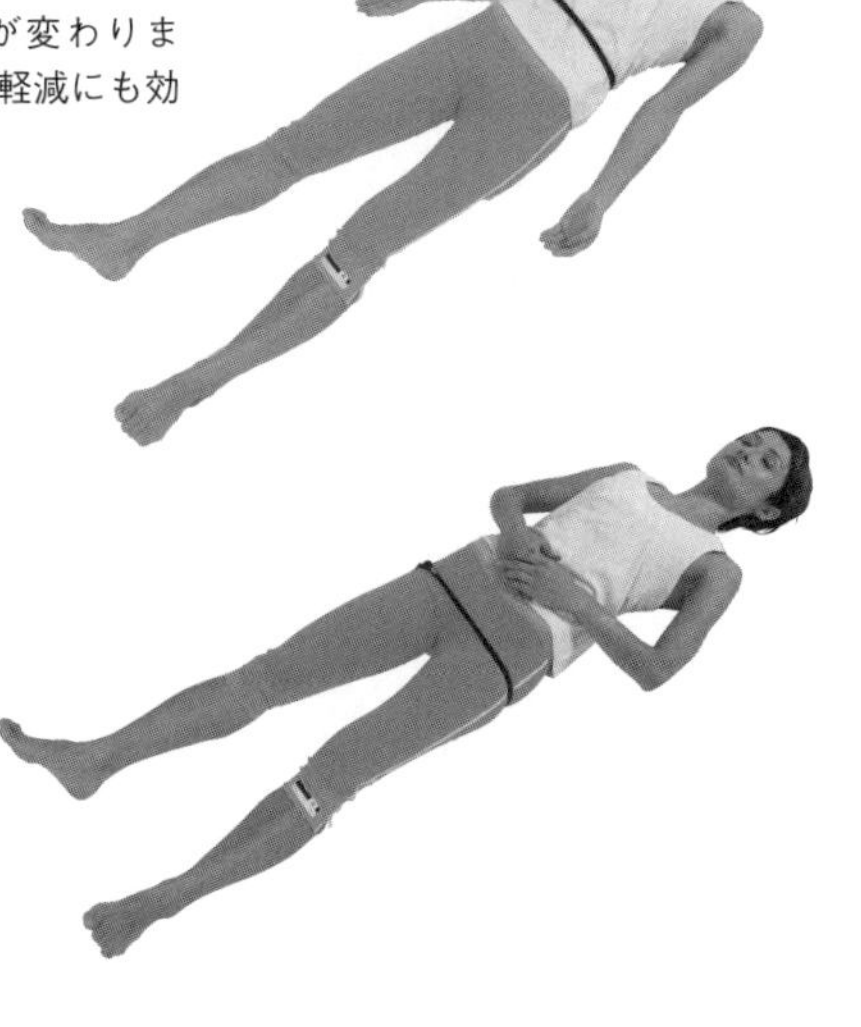

腰痛がひどい方は、ヘソヒモにプラス、脚ヒモをしてもよいでしょう。こちらもゆるく巻きます。

ヒモトレで、歩けるように！

甲野　小関さんがヒモトレ本第一弾である『ヒモトレ』を出されたのは、たしか２０１４年でしたよね。

小関　はい。２０１４年2月に出版させていただき、２０１６年には新装改訂版が出ました。また、その前の２０１３年11月に出版した『小関式 心とカラダのバランス・メソッド』（学研パブリッシング）でも少し紹介しています。

甲野　あの時点では、先ほど紹介したように、寝る時にヒモをつけると寝やすいとか、ヒモを背中や腰、脚に巻くと肩コリや腰痛が治るとか、ランニングや山登りの際にヒモを脚の付け根あたりに巻くと驚くほど歩きやすくなる、といったことを紹介されていましたが、その後、ヒモトレの驚くべき効果が続々と報告されているようですね。

小関　そうなんです。おかげさまで、『ヒモトレ』をお読みいただいた方やヒモトレの講座を受講された方々から、いろいろなご感想をいただいています。

また「こんな使い方をしたら楽になったよ」というような感じで、新たな発見やヒントも沢山いただいています。中には、足腰が弱くなって歩けなかった80歳のおばあちゃんが自力で歩けるようになったとか、養護学校に通う脳性麻痺の生徒さんが、大人の補助なしで座れたといったような、奇跡的で驚くような事例や症例がたくさん報告されていますが、意外に驚きはありませんでした。

もちろん嬉しいことなのですが、〝それは、そうだろうな〟という納得感の方が大きかったというのが、正直なところなんです。

なにより驚いたのは、僕の予想を遥かに上回る、ヒモトレの受け入れられ方や広がり方ですね（笑）。

甲野　私の講習会では、小関さんが最初、ヒモトレの実演の時に見せてくださった、参加者の方の臍（へそ）の周りにヒモをゆるく巻いて、両肘を曲げて〝小さく前へならえ〟の状態にしてもらってから、その上に私が全体重をかけて乗る、という実演をよくするのですが、一人の例外もなく、崩れませんね。（22頁参照）

ヒモがない状態で同じことをすると、60キロ近い体重の私が両腕に乗るわけですから、当然、華奢な女性などは、いとも簡単に崩れてしまいます。

もう、かれこれ800人以上に試してきて、中には〝さすがにこの小柄な女性はダメなんじゃないか〟ということもありましたが、もれなく全員、ヒモをお腹に巻くだけで、体全体が繋るのか、はっきりと強くなります。
100人か200人くらい試している間は、〝もうそろそろヒモを巻いた効果がない「この人は例外だ!」という人が出て来るのではないかな〟と思っていましたが、試した人数が200人くらいを越えた辺りから〝これはまず例外はなさそうだ〟という自信が出てきましたね。

小関　〝小さく前へならえ〟の実演は、ヒモを巻くだけで体の構造が丈夫になるという、ヒモトレの効果を実感してもらいやすい実演なので、講習会の始めにすることが多いです。
実際に、軽く圧をかけるだけで、両腕と体幹の繋がりが現れてくるのを感じると思います。

甲野　私がこの実演をする時、まず先にヒモをしていない状態で試してから、臍の周りにヒモを巻いた状態を試すのですが、たいていの参加者は、さっきまではとても耐えられなかった自分の体が、臍の周りにヒモを巻くだけで、まるでスイッチが切り替わったみたいに丈夫になっているので、〝自分で自分の体に何が起こったか分からない〟といった感じで。

小関　拍子抜けするんですね。

甲野　鳩が豆鉄砲を食らった感じになります。あんまり、すんなりできるものだから、「先生、わざと軽く乗っているでしょ？」と言われるのですが、こちらは飛び乗っているので、手加減なんてできませんよ（笑）。

小関　「先生、暗示をかけているでしょ？」とか僕もよく言われるんですけど、いえいえ、むしろ、こっちが本来の体なんですよ、と（笑）。

ですから、次は少し重いもの、例えば荷物がたくさん入っているリュックサックなどを、ヒモをつけずに持つ場合と、ヒモをつけて持つ場合とを、それぞれ体験してもらい、重さの違いを感じてもらうのですが、そこで初めて納得される人もいます。

さすがに物は意志を持って、重さを勝手に調整したりしませんからね。

甲野　なるほど。重いものを持った時によく分かりますが、ヒモを巻くと、ちょうどいい、張り感が生まれる感じがありますよね。

小関　普通、力を入れることは体を固めて強くすることと思われている方が多いと思いますが、実はこの微妙な張り感がある状態の方が力は発揮されます。

この時、〝ヒモを着けているようで着けていない感覚〟で巻いているのですが、それで体に繋がりができ、丈夫になっているなんて、にわかには信じ難いと思います。

実際、「ヒモはこんなに緩く巻いていいの？」とよく質問されるのですが、本当に、緩くていいんです。ヒモを着ける位置もボヤっとその辺ですし、適当すぎると指摘されることもあります。

ヒモはゆるく巻く

甲野　ヒモトレの面白いところは、ヒモを強く締めたり、縛ったりして体を固定するのではない、というところですね。

普通は、〝ヒモを締めたり、縛ったりして体を固定して体を丈夫にする〟という発想になりそうなところですが。

小関　それは強化や矯正を目的としたものですから、ヒモトレの求めるところとは違います。ヒモトレのポイントは、ヒモを体に緩く〝巻く〟〝纏う〟〝沿わせる〟といった感覚でヒモを巻くところにあります。

甲野　前作の『ヒモトレ』では、ヒモの結び方について〝ヒモを引っ張りすぎない、緩みすぎない、ヒモがピンで体リラックス〟がキャッチフレーズでしたが、研究が進んできて、いささか違ってきた感じですかね。

小関　そうですね。違ってきているというより、ヒモトレに新たな要素や役割が増えたという感じでしょうか。

この〝シャッキリリラックス〟の状態をヒモトレで作っていただきたいのですが、その後、体にヒモを身に付けるハチマキ、タスキ、腹巻きなどの要素が新たに加わり、その締め具合が非常に重要になってきたのです。

ヒモトレの活用方法は大きく二つに分けられます。

一つ目は、ヒモを体に巻いたまま、普段通りの仕事やスポーツ、日常生活をする際のヒモトレ。これは緩めの服を着るくらいの感覚で、ヒモの存在が消えるくらい〝ゆる〜く〟着けるのがポイントです。

そして、二つ目は、体を動かすエクササイズとしてのヒモトレです。こちらは、輪っか状に巻いたヒモが体を動かすガイド役となります。ヒモに体を任せることで、ヒモに〝ピン〟とある程度のテンションが生まれます。

これによって体にある余分な緊張や余分な脱力を外すことができるのです。その状態を保つために、あとはヒモをガイドにして動くだけです。

例えば、立った状態で、輪っか状にしたヒモを両手首にかけ、そのまま両腕を前から頭上に上げていくだけでも、本当に心地よいですし、動きも変わるのがよく分かると思います。（15頁「ヒモトレエクササイズ 2」参照）

甲野 これは、ヒモを着けて行うと、両腕をかなり背中の方に持っていけますね。この時、ヒモのテンションはある程度、張ったままを保つのですね。

小関 はい。〝ヒモの形を崩さないように動く〟〝ヒモに任せる〟ということに注目するだけで、すごく楽に腕の可動域が変わってくるのは、その人の動きの起点がヒモによって変わり、ヒモのガイドによってそれが維持されるからです。

このヒモを巻いた両腕を背中へ伸ばすエクササイズで言うと、通常、両腕を上げる時の起点はまさに両腕になる人が多いのですが、ヒモを巻くと、両腕の動きを生み出す大元である、肩甲骨や胸鎖関節から直接働きかけるようになります。こうすると、肩コリや首や背中のコリなどの原因も相当緩和されます。

多くの人は、置かれている環境の中で、体の偏り・癖が生まれてしまうものですが、このような癖が体の連動性を損なってしまうんですよね。

つまり、その人の偏った癖を外して行わない限りは、どれだけ良いとされる運動をしても元の木阿弥になるということです。

甲野 これは、凄い！ これは、今までの私の武術研究の中でも滅多にない、大きな気づきである〝内腕〟（80頁参照）にも関係していますね。

小関 同じエクササイズでも、ヒモを着けている場合と、着けていない場合とでは、可動域が広がったという動きの変化だけではなく、運動感覚も変わるのが分かると思います。

つまり、ヒモに任せてグ~ッと体を伸ばすと、痛みを感じるどころか、心地よさを感じるはずです。〝ちょうど良く動くってこういうことか〟って実感してもらえると思います。

甲野 痛みがないというのは、大きいでしょうね。よく高齢の方で「痛いし、筋肉が衰えたから、もうできないんだ」と言って諦める人がいますが、今までは参加していなかった筋肉も一緒に使い始めると、今までできなかったこと……歩いたり段差を上がったりすることができるようになるケースは多いでしょうね。

他に、肩コリの酷い人や姿勢が悪い人は、肩甲骨が凝り固まっている人が多いですから、このヒモトレをすると、痛みも少なく、肩甲骨の周りの筋肉を自分で動かすことができますね。（23頁「ヒモトレエクササイズ９」参照）

小関 そうですね。実際にそういう報告はたくさんいただいています。

痛みを生み出すのは、〝意識して~する〟という価値観も影響していますよね。

体を動かす時に、「肩甲骨が開いているのを意識して」とか、「肩に力を入れないで」と言われると、そのことを意識しすぎて、動きがかえって、ぎこちなくなり、余計に偏りを増長してしまう人もいますから。

その点、ヒモトレは部分的な動きではなく、全体の協調性を持って動きますので、手の上げ下げのエクササイズ一つをとっても全身運動となります。ですから肩甲骨を意識せずとも結果的に肩甲骨も連動して動きますし、ヒモを手首にかけ委ねることによって肩の力が必然的にちょうど良く抜けていきます。

また、ヒモトレに慣れてくると、フトした瞬間に、体に頑張り癖が出てしまうのを俯瞰して見れるようになります。僕自身も頑張り癖を感じることがありますが、これには〝まったくもう！〟という感じですね。頭では分かっているのに、体はいうことをきかないもどかしさには、本当に笑ってしまいます。私も含めて皆さん、〝自然に〟頑張っちゃうんですよ。

甲野 多くの人は〝やってる感〟がないと落ち着かないんですよ。「ずっと頑張ったり努力したりすることがいいことだ」と教えられてきていますからね。

小関　一般的にトレーニングとは、補ったり、強化したり、増やしたりすることが共通認識としてあると思うのですが、この前提には、足りない、弱い、少ない、という潜在的な枯渇感があるのではないでしょうか。これが先生の言われる〝やってる感〟の正体だと思います。この枯渇感をどうにか満たしたいがために、ちゃんと〝やってる感〟が必要なんでしょうね。

そこで〝頑張る〟や〝努力〟という価値観はとても便利な強壮剤として働き、体の感覚としては局部的、部分的な箇所を強くするのでしょう。

この力が入りすぎてもいないし、抜きすぎてもいない状態というのは、武術の体の動かし方でも大切ですよね。

甲野　武術的にも〝やってる感〟があるというのは、とても危険です。小関さんが今言われていたように〝やってる感〟というのは、不足している、弱い、少ないという貧困さの自覚から来ていますから、自分が元々持っている自然な働きに気付くという方向にはなかなか目がいきませんよね。

小関　その〝やってる感〟を求める度合いは、トレーニングの道具にも表れていますよね。今は、きつく絞めたり、矯正したりするものが多いですから。もちろん、それも一つの手法であるのですが、そういった道具は、よく理解した上で利用された方がいいいと思います。

初めてヒモトレを体験した人に、「ヒモを巻くこと以外、なにもしていないのに、なぜ⁉」「こんなに楽でいいの⁉」と本当に、よく聞かれるんですが、〝なにもしていない〟感覚があるということは、体にかかっている負荷が全身に散り、全身が連動してちょうど良く動いている証拠なので、むしろ、その状態が理想なんです。苦しくない、余計な力が出ていないからこそ、身体に負荷がかかっていないんです。

実際に、アスリートたちがよく言っているのですが、彼らが良いパフォーマンスを発揮できた時は、「ここの筋肉がよく使われている」とか、「すごく振りかぶって溜めを作ることができた」とか、そういう、いかにも〝やっている〟という身体的な実感は、ないそうです。

甲野 その点、昔よりは改良されてきているようですが、現代の筋力トレーニングは、まだまだ部分的な筋肉に負荷をかけるトレーニングに時間を割いているようですね。

そして、なまじ部分の筋力が強くなってしまうと、それに頼りますから、骨格を基盤として発揮される力がどういうものかが、どんどん分からなくなってきてしまいますね。

小関　たしかにスポーツトレーニングでは身体の部分に注目して、鍛えることがあります。もちろん、そうしたトレーニングの全てを否定するわけではありませんが、部分的な結果が全体的なハタラキと矛盾しないかという視点は、バランスを保つのに必要なことだと思います。

カラダを固める癖

小関　スポーツだけではなく、私たちは日常生活の中で、様々に身体を動かしていますが、ある人は一日中フロアで立ちっぱなしだったり、またある人は、パソコンの前で座りっぱなしだったりしますよね。

つまり、その人がすごす環境によって、体の中でよく使っている部分と、使ってい

オフィスワークで使えるヒモトレ

オフィスで長時間パソコンを使う際には、肘の付近にヒモをかけ（1，2)、軽くヒモにテンションがかかるくらいを保って作業をすると体が楽になります。その他にもタスキ掛け（3）やハチマキ（4）もお薦めです。

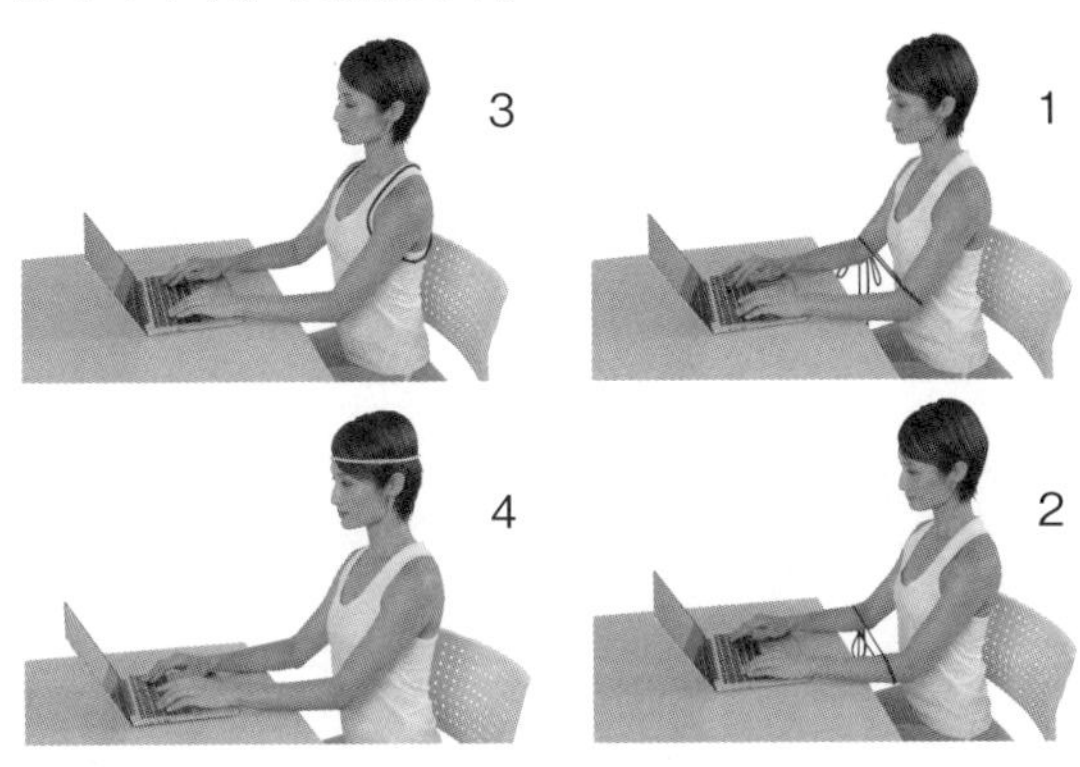

ない部分ができてしまうのですが、その偏りが濃くなると、肩コリや腰痛などの痛みやケガに繋がってきます。

だから、同じ動作でも、人によっては力が入り過ぎていたり、逆に抜け過ぎることによって、うまく体が機能しなくなるんです。

甲野　体のバランスが崩れて、部分的な動きになってしまう、ということですね。

小関　はい。ヒモトレで腕を上げる時に、肩に力が入りすぎている人が多いのですが、優れたスポーツ選手は、この力の入れ方や抜き方が上手なんです。

正確には、ただ単純に力を抜こうとしているのではなく、その時の状況や環境に合わせて力の加減を変化できるのだと思います。そのためには前提として、バランスがとれている状態が大切となってきますね。そこから、自ずと体の全体性や全身の繋がり、関係性が現れるのだと思います。

つまり、衝撃を与える、あるいは受ける瞬間に、どれだけ自分の体全体のバランスが取れているかに注目することが、いいパフォーマンスをするためには大事なことなんです。

ところが、多くの人は、大切なところほど、グッ、グッと力を入れて無駄に身体を固めてしまうんですね。

「これってダメだよね」とアスリートの方にはヒモトレを使って体の仕組みを理解してもらったり、体感してもらったりしながら伝えていますが、皆さん、結構、納得してくださっています。

例えば、そうですね……。編集員さん、ちょっと、いいですか。押すので耐えてくださいね。

(小関氏、立って踏ん張っている編集員の肩を側面から押す)

こうやって僕がこの方を押すと、このくらいの強さだったら、何とか我慢して耐えているという感じですよね。

編集員　そうですね。踏ん張って耐えているという感じです。

小関　僕の押す力に抵抗しようと、身体をしっかり固めて、踏ん張っています。今度はこうして、ヒモをお腹に巻きます。

ヒモを巻くと、ちょっとお腹と腰に緊張が解け微妙な張りが出てきますよね？　内圧が高まった風船みたいな状態です。この状態で、押してみると……、

（先ほどと同じように編集員の肩を押す）

体を固めていないのに、崩れないし、安定感が全然違うのが分かりますか？

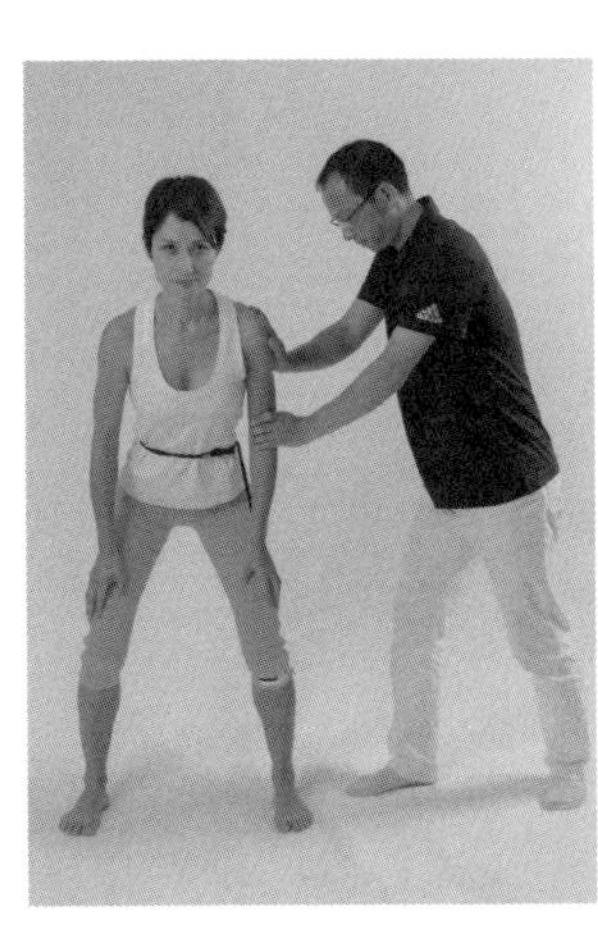

お腹にヒモを巻くと自然にカラダの内圧が高まり、体の動員力が高まり安定度が増す。

編集員　全然違いますね！　先ほどより、余裕で耐えられます。

小関　ヒモを巻くことによって、つい固めてしまっていた体、つまり緊張していた体の力を分散させたわけです。本当は、お腹に微妙な張り感を感じるくらいが、体ってずっと構造的に丈夫なんですよ。つまり、まずは体のバランスを整えておく、機能する体を前提としておくことで、全身の動員力（全体性）は大きく変わってくるんですね。

本人は同じようにやっている感覚なのに結果は全然違うので、最初はこのギャップに〝暗示をかけられている！〟と思う人もいるほどですが、そのくらい体は手放し方によっては相当のパフォーマンスを発揮します。

火事場の馬鹿力などはその典型です。身体環境をどのようにしておくかで、体の反応や反射が大きく変わります。

逆に、環境が悪かったり、全身の力を動員できないような状態であれば、少ない〝素材〟で頑張るしかない。これが生理的に言えば〝過緊張〟を生み出します。その状態が続けば、腰痛や肩コリなどになるのは至極当然だと思います。

甲野　ただし、ヒモを締めつけるようにして巻くと逆効果ですよね。

小関　はい。ゆる〜く巻くのがポイントです。

ヒモトレでヒモを体に巻く理由は、体を強化することではなく、体の緊張や弛緩のバランスを無自覚に自覚させることです。ヒモが触れることによって、強すぎるところは力が抜け、足りないところは機能し始めます。そうやって、体に体の状態を〝知らせる〟ことで、全身の繋がりやまとまりを生む手掛かりを与えるのです。

アスリートはそれを自力でやるのですから、これはもの凄い客観力が必要になります。ヒモトレはそこを意識させずにサポートしてくれるんです。結果的に客観力も身についてきますね。

力の抜き過ぎもダメ

甲野　力に頼るのは良くないという事は、武術の世界では勿論言われていますし、スポーツ界でも、それはかなり常識になってきていますね。

ただ、その反作用でもあるかのように〝脱力〟が強調される事がありますが、この脱力という事がどういうふうに理解されているかは、なかなか難しいと思います。確かに〝力が抜けている〟という事は、より良い動きをするための重要な条件ですが、良い動きができている時に上手く力が抜けているのと、ただ単に意識で脱力するのとでは、天地の違いがありますからね。

小関　はい。それを補うように他の部分が負担して過緊張をつくってしまいます。例えば、椅子に座ると、時間が経つにつれ、段々と腰やお尻が痛くなってくると思います。

これは、大抵の場合、特に男性の場合が多いですが、脚が脱力しすぎてしまうために、腰やお尻に負荷がかかっている、つまり極度の緊張が生まれてくるからなんです。だから、バスや飛行機などでの長時間の移動の時に、脚がむくんだり、腰が痛くなったりするのも、弛緩しすぎる部分に連動して、緊張しすぎる部分が生まれてくることで、結果的に循環作用が鈍くなってくるのだと思います。

甲野　つまり、過弛緩が過緊張を引き起こしているわけですね。

小関　はい。過緊張が更なる緊張をつくるのは、誰もが想像しやすいと思うのですが、その逆もあるんです。

弛緩しすぎる部分に連動して、緊張しすぎる部分が生まれてくる……そして、またその緊張を取るために、今度は、力を抜く……という繰り返しになってしまうんです。

今は、力を抜くことの大切さについては、いろいろな本で紹介されていますが、力を抜き過ぎることの問題というのも、もうちょっと認識が広がればいいなと思っています。

数年前、ある体育大学の学部長さんに聞いたところ〝過弛緩〟ということについてはあまり問題視されていないし、そういった言葉も業界では使われていないと言われていましたから。

甲野　例えば、ヒモトレの場合、そういう長時間の移動の場合は、膝や足首にヒモを巻くと、腰痛やむくみが軽減されるそうですね。

小関　そうなんです。これはスポーツ選手が海外遠征の移動の時に、コンディションを整えるため、よく使っている方法でもあるんですけど、ヒモがあるのと、ないのとでは全然、違います。リオオリンピックの移動の際も大活躍だったと聞いています。

実は、足首や膝にヒモを巻くことによって、弛緩しすぎているところに働きかけること、そこに仕事をさせることで全体の関係性が生まれて、腰や首などの負担のかかりやすいところが軽減します。

全身の背伸びをすると部分的負担が一瞬消えるのを感じると思いますが、それは全身との繋がりが生まれた結果ですね。

甲野　しかし、〝力を入れ過ぎず、抜き過ぎないようにする〟というのは、難しいですよね。言葉では理解できると思うのですが。

小関　ええ、実際に体で〝力を入れ過ぎず、抜き過ぎないようにしよう〟としても、〝いったい、どうしたらいいの？〟と混乱してしまうと思います（笑）。

僕は、今まで選手たちに指導する時に、「バランスの崩れはこういう感じなんだよ」というのを、バランスボードを使ったり、その場でいろいろ動いてもらったりして、アドバイスしてきたんですけれども、もっと簡単に選手自身が自分の体の偏りが分か

長時間の移動でお薦めのヒモトレ

新幹線や飛行機などで長時間移動する際にお薦めなのがこのヒモトレ。ヒザ付近に脚が揃うくらいの幅でヒモを巻くと疲れにくくなる（1・2)。リクライニングシートの場合は足首（3）に巻いても OK。

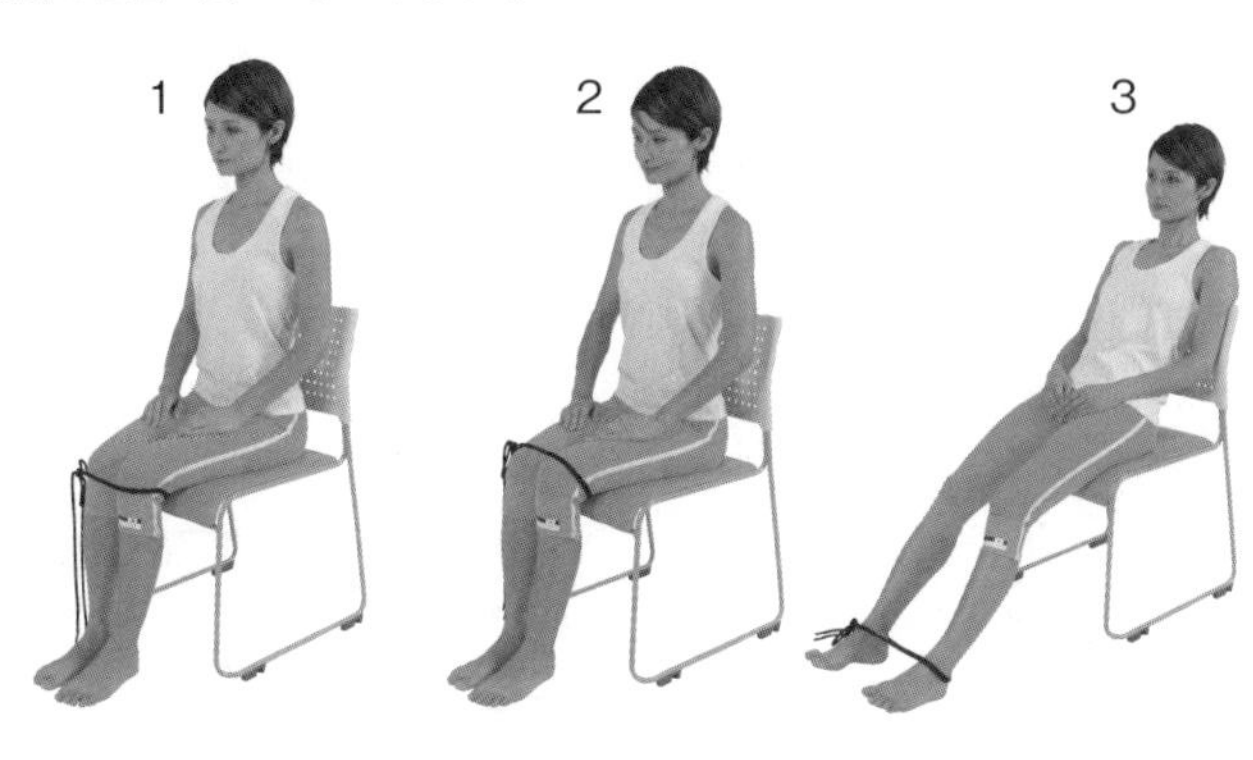

るような方法はないかなと思っていたんです。

僕が選手の身体を押さえたり、触ったりして調整をすることは、どうしても人と人の関係性上、依存とまでは言いませんが、選手の主体性が奪われやすいので。

どうすれば、選手の主体性を損なわず調節できるのかを考えていました。ある日、床に落ちていたビニールヒモを見つけ、何気なく自分の両手にかけて、左右に体を捻ってみたんです。それが、とても動きやすく、気持ちがよかったので、これは使えると思いました。

もちろんそれまでも運動する時に、〝手とか、足とか、部分的なところは使わない〟と意識はしていたんですけど、それでもヒモを着けて動いてみると〝腕を余分に使っていたんだな〟ということを再認識させられました。同時に、体の左右のズレも整っていく感じもありました。

甲野　それが、ヒモトレ誕生のキッカケですか？

小関　そうです。〝この感覚は面白くて、分かりやすいな〟と思って、その頃ちょうど指導をしていた女子サッカーの選手たちに試しにやってもらったところ、大好評でした。

甲野　なんでも、その女子サッカーのチーム内でヒモトレを使う〝ヒモ部〟なるものが自然発生的にできたとか。

小関　そうなんですよ。彼女たちがヒモを着けていると、「なにそれ？」という感じでどんどん人が集まってきたみたいです。

　ヒモトレは、僕がいなくてもできるし、自分の運動そのものをちゃんと掴めるので、トレーニングメソッドとして、ちゃんと取り入れられました。メソッドと言っても、着けて動くだけ、ですが（笑）。

そして、分かったことは、ヒモトレは汎用性があるということです。トレーニングはその人の個性によって合う・合わないがありますが、ヒモトレは自分の体に元々備わっているものを整えるものであり、外から力を加えたり、奪ったりするものではないので、個人差はあるにせよ、有効に活用できると思います。

使わないから、有効

甲野 部分的に力を入れすぎたり、抜きすぎたりして、体の繋がりが途切れてしまうと、たちまち身体は構造的にも弱くなってしまいます。

例えば、踵（かかと）を床に着けて、そのまま真直ぐに、できれば多少後傾しながらしゃがんでいく〝屏風座り（びょうぶずわ）〟という身体の沈め方ができると、それまで一度も練習した事がない人でも驚くような事ができます。

それはどういう事かというと、誰かに前から胸の辺りを押してもらった時、その押してくる相手の首の後ろに手を引っ掛けていると、相手に押されても強力に対抗できて、時に、逆に相手を崩してしまえるのです。ところが、この時、ついしゃがみやすい前傾姿勢で体を沈めていると、子どもに押されても後ろに崩れてしまいます。

これは踵を着けてしゃがむ時、前傾しないようにしていると、相手に押された時に脚力も動員して、その前から押してくる相手の力に対抗できるからだと思います。なにしろ前傾してしまうと、押してくる相手に対して、腹筋ぐらいでしか対抗できないので、とても弱いのだと思います。

小関　つまり、全体的に繋がっているので、負荷がほぼ均一に分散され、構造が壊れないのですね。可もなく不可もない状態が強いってことは、理屈では説明しにくくなるのは当然ですね。これは新たな体感として経験するしかありません。

甲野　その通りです。例えば、弓や釣り竿は、手元の握りが太くて先端にいくほど細くなるから、全体がうまくたわみます。

だから、釣り竿の修理は難しいのですよ。割れたところを補強して下手に強くしてしまうと、部分的に強くなってしまうので、そのすぐ上の部分に今までより負荷が強くかかってしまいますから。釣り竿の修理は、力が均等に行き渡るように修理する、

屏風座り

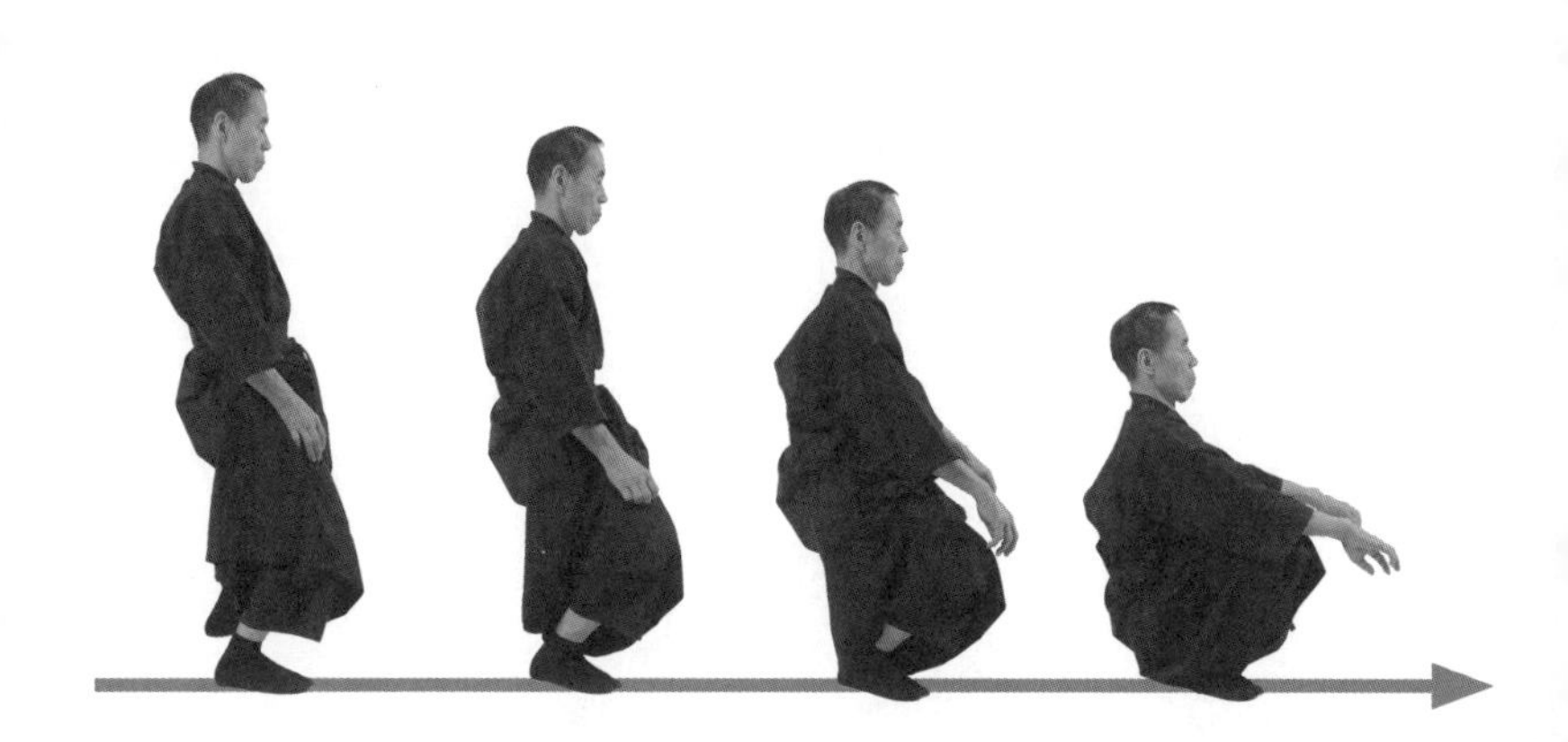

屏風座りの応用による崩し

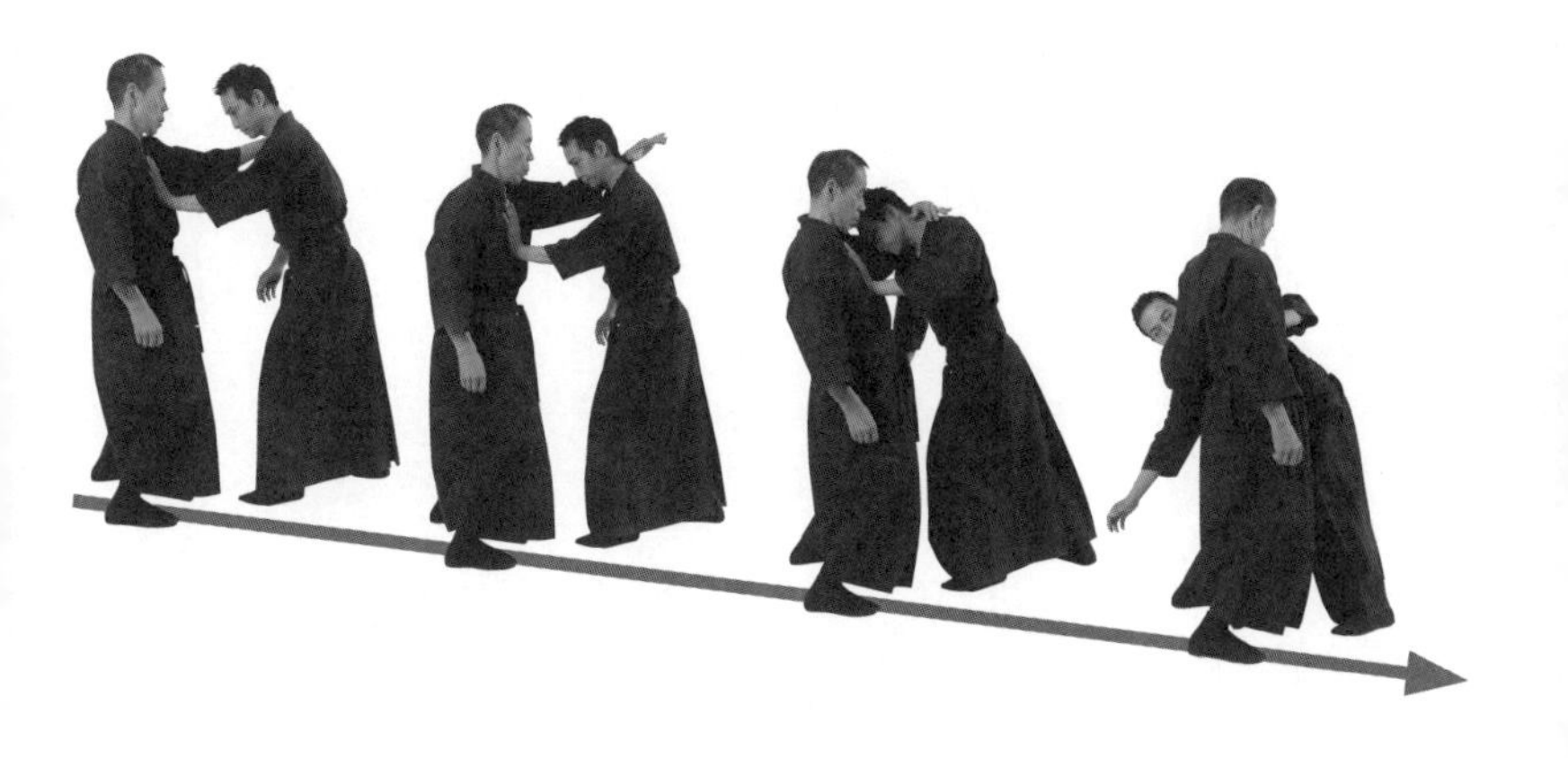

というところに職人の腕の見せ所があると、以前聞いたことがあります。

小関　釣り竿のしなりを弱いからと言って強化したら竿自体の役割がなくなるというお話は、それこそ、「ここが弱いから、ここを鍛えろ」という今のトレーニングの問題点にも繋がりますね。

だから、選手にも、極端にある部分に集中してトレーニングをやってしまうというのは、実は「そこが強くなるかもしれないけど、同時に弱い所も生まれるんだよ」という話をしています。人間の体というのは全部繋がっているので。ここを強くしたら、弱くなるところも出る。またそこを強くしても、必ず隙間に弱さが出てくる。

便利を知ると不便を知るみたいな……。不便だから便利になるというよりも、便利を知るから不便を感じるようになるんだと思います。そういうのと体というのは、すごく似ているなと。

甲野　そうですね。〝便利〟ということの問題点としては〝手〟が分かりやすいかもしれないですね。我々の手は、ボールがいきなり飛んで来たり、何かに躓いて転んだりした時に、体を守るために、すぐさま反応してくれる優秀なスタッフですが、場合によっては、不都合なことが起こるのです。その典型例が、座っている人に手を貸して、引っ張って起こそうとした時などに表れます。

本来なら、手や腕よりも、ずっと強力な背中や腰の出番なのですが、こういう時も手は腕と共に出しゃばって、まず自分たちが何とかしようとしてしまうので、結局できなくしてしまっているのです。これも、手が便利にすぐ動いてくれる部位だから、自分たちの非力にも気付かず、ただ、反射的に動いてしまうので、かえって不都合が生じ、不便になるということですね。

小関　先生は、この手が働きすぎてしまう状況を変えるために、ある技をしますよね。

甲野　はい。私は、手の指を〝旋段（せんだん）の手〟という特殊な形をさせることで、大きな力を発揮できるようにしています。

その方法は、出しゃばりな手と腕を、〝旋段の手〟によって、ギリギリいっぱいに力が拮抗した状態を作り、他の仕事をする余力をなくさせることで、背中や脚部に出番の機会を作るのです。

そうすると、片手で座り込んでいる人を片手でも楽に助け起こすことができるのです。これは、つい働いてしまいそうなところを、敢えて働かせないようにするということで、思い掛けない働きを引き出す技なのですが、似たことは、会社や何かの集まりなどの組織の中でもしばしばありますよね。

つまり、実力もないのに、何かというと出しゃばって、自分でやりたがる人がいて、かえって仕事の効率が落ちてしまう時、その出しゃばりな人に、その人がいっぱいいっぱいになる仕事を与えて、口を出す余地をなくすと、無口だけれど、その仕事に向いている人が担当できるようになり、組織が全体として、うまく機能するというように（笑）。

小関　たしかに、そうですね（笑）。

甲野　講習会等でこの〝旋段の手〟を実演し、初めて参加した人に、やり方を詳しく教えてやってもらうと、「自分でも信じられません」とすごく驚かれ、〝出しゃばりなところを黙らせる〟という説明に、「目から鱗が3枚ぐらい落ちました」という反応が返ってきたりします。

こうした体の使い方を学校体育では、およそ教えませんが、現代の教育は物事を「い

旋段の手

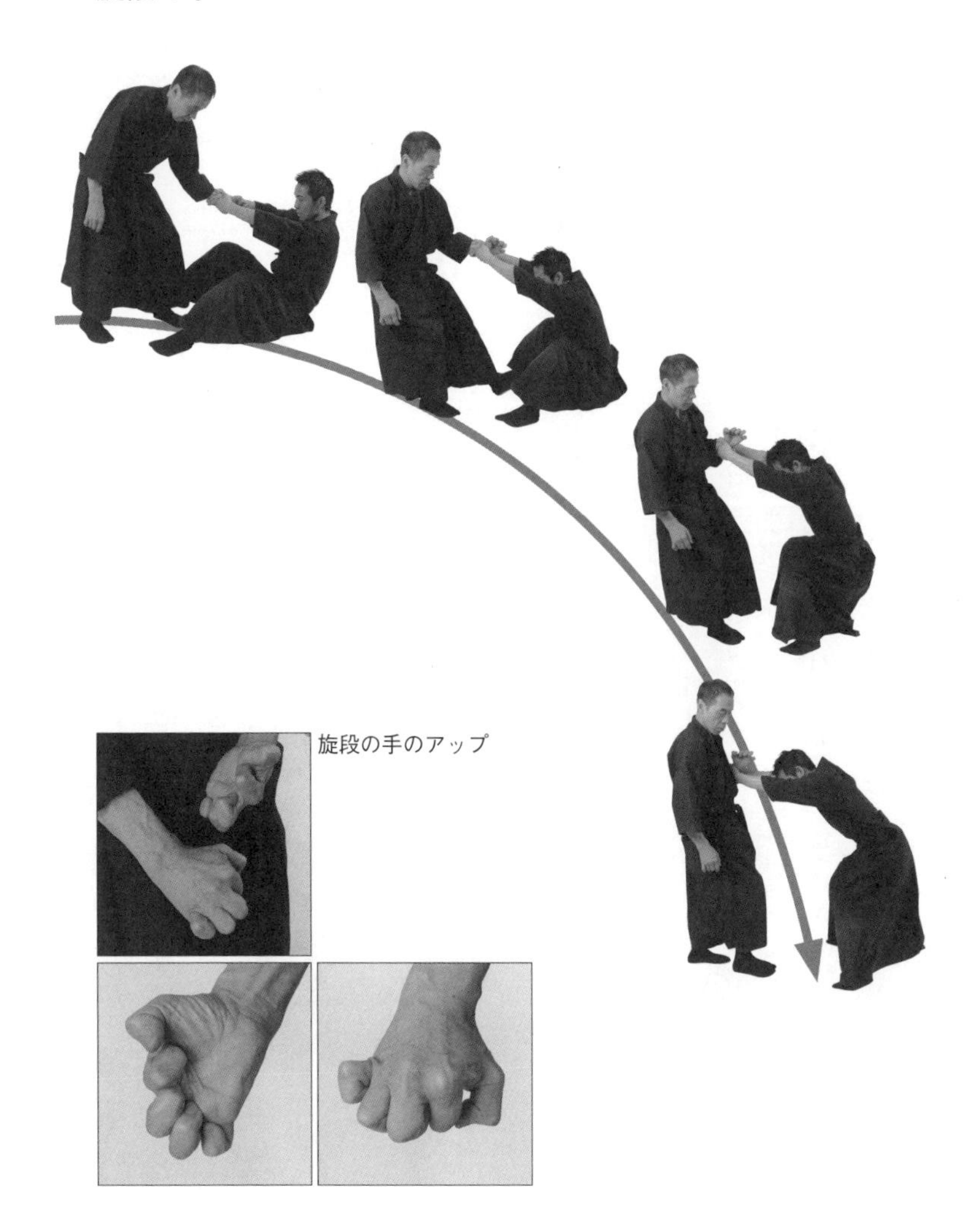

旋段の手のアップ

いこと」「悪いこと」「正しい」「正しくない」と安易に決めてしまうことが問題ですね。ただ残念なことに、多くの人たちが、そうした教育を子どもの頃から受けているので、思考回路もそっち寄りになってしまっていますよね。

小関　「いい」「悪い」「正しい」「正しくない」で決めてしまうと、葛藤がなくて実は楽ですからね。

甲野　「いい」「悪い」「正しい」「正しくない」という判断は、コンピューターでもできます。

少し前までは人工知能が人間の知能を上回るのは２０４５年だと予測されていましたが、今ではそれを上回るスピードで人工知能は進歩しているそうです。

おそらく、想像以上の職業が人工知能にとって代わられるでしょう。だからこそ、人間にしかできないこととはなにか、人として生きるとはどういうことかということを自分で考えなければならないと思います。

術と呼べる世界は、力を入れたら良いか、抜いたら良いかという単純な世界ではありませんよね。例えば、私が前に出した手を有名な柔道選手が払えないのも、そこに術というか技があるからです。もし、ただ力を抜いているだけなら、簡単に払うことができますし、逆に力を入れた場合は、腕はしっかりしていても、肩から、あるいは上半身ごと払われてしまいます。

この時、相手に払われない手というのは、力を入れているわけでもないし、抜いているわけでもない、体全体が微妙に働いて、結果として相手に〝払わせない手〟となっているわけです。

このように、体を通した技術、つまり〝術と呼べるほどのもの〟があると、普通では〝もうできない〟と諦めているような状況下でも技が成立するのです。

ここに、現代で武術を学ぶなど、体と向き合うことの大きな意味があると思います。

ヒモの太さにも秘密がある

甲野　ところでヒモトレに使うヒモは6ミリくらいの太さで、丸いものがいい、ということが分かっていますね。それも、あまり固くなく、少し伸びる程度のヒモがいい、と。

小関　そうですね。ヒモトレのヒモは一体どういうものが最適なのだろう、といろいろ試しました。荷造り用のロープや、腰紐、組紐、ゴム等、数えきれないくらい。

　ゴムやチューブのように伸びるものや、固いロープなどの伸縮性の全くないものは特にダメでしたね。ゴムのように伸び続けると、それに合わせて、どこまでも体が反応し続けてしまいますから、しばらく経つとヘトヘトになるくらい疲れてしまうんです。（ヒモの選び方については12頁参照）

　逆に、全く伸縮性がないものは、ヒモのテンションを保つのに余分な力が入りやすくなります。つまり、いずれの場合も、体が無意識のうちに強い反応をし続けてしまうので、ヒモに体を預けられる、ほどよい感じが出ないんですよね。

　そこから、ヒモトレのヒモは〝なんでもＯＫ〟ではなく、ほどよい伸縮性が大切だということに気付きました。それで、より効果が出やすく、かつ様々な運動を包括できるヒモが、この太さ6ミリで丸く編んだヒモだ、という結論が出たんです。ヒモトレ専用ヒモの素材はこうして誕生しました。

甲野　このヒモの伸縮性について厳密にいえば、太さ6ミリのヒモを強く引っ張った時、その直径は4ミリくらいになりますよね。

小関　はい、この4ミリから6ミリという太さは、体に食い込まないので痛くない太さなのですが、食い込むとヒモの存在が強く出てしまいます。ヒモの存在が消えるくらいが効果もあると実感していました。

甲野　この太さが、臍の周りに巻いた時に、体に馴染む、ちょうどいい太さなのでしょう。何と言っても、ヒモトレは、このヒモの太さが重要なんですよね。

小関さんにヒモトレについて、いろいろと教えていただいて、なぜヒモトレがこんなにも有効なのか、私もいろいろと考えてきたのですが、（２０１６年の）３月に、武術の稽古でヒモトレ用のヒモではなく、引っ張ってもほとんど伸びない登山用の細ザイルをフト思いついて使ってみたところ、驚くほどの効果があったことから、この〝体に馴染む太さ〟というのが、ヒモトレをヒモトレたらしめているということに、私はあらためて気付いたのです。

小関　それはどういうことですか。

甲野　小関さんがすでに確認されたように、ヒモトレのヒモは、体を緊張させすぎないように、また緩みすぎている状態をほどよく調整するところに、その特色がありますが、その感覚を呼び起こすには、〝そこに何かがある〟ということを、皮膚に伝えることが必要なのだと思います。

意識的にはハッキリとは分からないけど〝何かがある！〟ということを皮膚に伝えるには、この6ミリ程度の太さが最も適している太さなのでしょう。

もし、ヒモがこれ以上太かったり、帯やベルトなどの平らなものだったりすると、〝そこ〟という場所の範囲が広すぎるため、ぼやけてしまいます。

また、逆に細すぎる場合は、その場所を示す情報が少ないために刺激としては弱かったり、強く締めすぎると、皮膚に〝ただそこにある〟という感覚を伝えるよりも、皮膚の表面より内部に食い入っていく感じになってしまうため、体が〝何かが侵入してくる〟という警戒感のようなものを呼び起こしてしまったりするのではないかと思うのです。

つまり、細いと、皮膚の表面の〝そこにある〟という感覚とは違ったものを伝えることになってしまうのではないかということですね。

小関　仰る通りだと思います。

甲野　そういう点で、これは、うんと薄めた刺激を与えると、かえって効果があるのかもしれませんね。例えば、きれいに掃除した部屋にちょっとゴミがあると、今まで気にならなかったのに、すごく気になるということがありますよね。

刺激が少なくなると全然効かないというわけではなく、微量な刺激だからこそ、それに対する反応が際立つということはあると思います。

小関　あと、この6ミリの太さで緩く巻いていると、ヒモの存在を忘れるんですよ。お風呂を入る時に、自分の体にヒモが巻いてあるのを見て、〝あ、そういえばヒモをつけていたんだっけ〟と思い出すくらい。もちろん、体は無自覚に認識し続けていると思うのですが、自意識としては、ほとんど忘れている。

着物や帯も同じ身に纏うものではあるのですが、常に視界に入りますし、折にふれ、その存在を感じると思うんですよね。

甲野　このヒモの太さが、その位置を示すということで、もっとも効果的に働くのでしょうね。ですから、ある場所を正確に体に知らせていながら、意識的には〝何となく〟というのはサブリミナルというか、暗示のような効果として、働くのだと思います。

人間は、はっきり言われると拒絶したりもできますけれど、サブリミナルに意識が〝それ〟と認識しない程度の情報を入れられると、拒絶反応が働かなくて、スっと入ってしまいますから。

精神科医として有名なミルトン・エリクソンもこの暗示を得意としていた人で、ある人が浜辺で二年程前にお世話になったエリクソン医師に出会い、「なんという偶然でしょう！」と驚いていると、エリクソンは、「いや、偶然ではないですよ。私があなたと今日この日に、この浜辺で会うよう、あの時に暗示を入れていたんですよ」と言ったそうです。〝あの時〟というのは、もちろん、この人がエリクソン医師に二年程前にカウンセリングを受けた時ですね。

小関　拒絶反応に関してはよく分かります。人を引っ張ったり押したりすると、その人が反応するというより、その人の体が対応しているのがよく分かります。ですから、触れている感覚をもったまま、行為することで相手の体もそれに素直に応じてくれます。

例えば、体の不自由な方が介助を受ける際に、相手によって痛みや負担が強まったり、逆にとても楽に感じたりするのは、介助する側の感情の問題ではなく、身体性の問題が現れているからだと思うのです。

甲野 その〝在り方〟というお話は面白いですね。〝在る〟ことに意味があるということで思い出したのですが、以前、着物を着ている女性にもヒモトレを試したことがあるのですが、あの幅広で何重にも巻いた帯の上にヒモを巻いた時は、さすがに今回は効果がないかもしれないという不安が少しありました。帯には〝帯締め〟という平打ちのヒモも巻いてありますしね。

それに、実際にその女性にお臍の位置を確かめて、ヒモを巻いてみると、帯締めのヒモの下数センチのところにヒモトレのヒモを巻いた形になって、〝本当にこれで効果があるのかな〟と私も感じましたし、周囲で見ていた人たちも思ったようです。しかし結果は、他の人たちとまったく変わりありませんでした。ヒモトレのヒモを巻く前は、前に出した手の上に私が乗ると、簡単に崩れていたのが崩れなくなり、この時はさすがに少し驚きました。

ヒモを巻いた女性に感想を聞いたところ、「帯の上からヒモトレのヒモを巻かれている感じは、ほとんどというか、まったくに近いほど、感じ取れません」とのことでしたから、この体験でも、ヒモトレのヒモは6ミリぐらいの丸いヒモであることに、本当に意味があるのだと確信しました。

小関　よく「服の上からでも効果はあるのですか？」とも聞かれるのですが、実際に効果があります。

〝着けている感じがしない〟というのは自意識の問題だけで、体はちゃんと反応しています。先生の着物の話はさすがに僕も驚きましたけど。

甲野先生もよくご存知だと思うのですが、ちょっと〝何かある〟という感覚だけで、体にはもの凄い情報量が入ってきます。例えば、お腹にヒモを巻くと、別人のように体の安定感が増しますが、ヒモの代わりに誰かに手で触れてもらっても再現できます。

甲野　自分の在るべき位置を確信し、体が納得しているんですね。その感触が僅かだから安心し、納得しているのでしょうけど、その感触が強すぎると、かえって単純な対抗する反応になり、その安心と納得が失われるのですね。

小関　はい。それ以上の圧力でお腹と背中を締められた途端にバランスが崩れます。「こんなにゆるくていいの⁉」と皆さん驚きますが、これがちょうど良く適正であることが徐々に感じられるようになります。

最近、分かってきたのですが、みんな自分の体を自覚できていないようなのです。あるいは、背中やお腹があるのは知っているけど実際には機能していない。

猫背だった人にゆる〜くタスキ掛けをすると、いつの間にか背筋が伸びてきますが、そこから、そもそも背中が機能していなかったのが分かってきます。背中以外の所で背中を立てようとするから、無理が生じて、また元の猫背状態に戻ってしまうんですね。

甲野　巻いているヒモの感触がわずかしかしないので、「着けている感じがしない」「やってる感じがしない」という感想が出るのでしょうけど。だから、「先生に言われたことが暗示として働いてできるようになったんじゃないか」とか、「先生が手加減して、あまり力をかけていないんでしょう」という意見や感想が出てくるのでしょうね。

小関　傍目から見ると、ただ緩くヒモを巻いただけですからね（笑）。先ほども言いましたが、誰かに肩を触られたら、それだけで十分認知でき、様々な情報が入ってきますが、それ以上の力で掴まれたりすれば違和感がありますよね。そう考えるとヒモの触れている程度の緩さは的を射ていると思うのです。

でも、そんな眉唾で見ている人も、自分が実際に体験すると、実感として感じるから納得せざるを得ないようです。

また、自分の力を思うように動かすことのできない養護学校の生徒さんたちや体の不自由なご高齢の方の変化を見れば、ただの暗示の問題で片づけることの方が難しいかと思います。

見えて見えないくらいが〝ちょうどいい〟

甲野　〝はっきりしない〟、〝うやむやにする〟という言葉には、悪いイメージがありますが、思わぬ効果を発揮することもあるんですよ。

私の名古屋の講習会の世話人である山口潤さんとは毎回、独特の研究稽古をしているのですが、去年（２０１５年）は、山口さんが気付いた視界を遮って稽古するという方法を聞き、私も頭から薄いタオルをかぶって、ギリギリ物が見えるか見えないかぐらいの視界の中で技をかける、ということを試してみました。視界の見え方によって、技の利き方が違うんです。

よく見えていると、目で相手の動きを認識して、できるかできないかを瞬時に予測してしまい、いろいろなことを勝手に思い込んでしまうんですよね。かといって逆に、厚手のタオルなどを使って視界を完全に閉ざしてしまうと、身体が手探りモードに移行して、感覚が敏感になりすぎてしまってダメなんです。

それを、いい具合に何となく見えないくらいにすると、すごく大胆になるというか、〝できないのではないか?〟という予測が立ちにくいため、ミニ火事場の力が出されるんです（笑）。

小関　見えて見えないくらいがちょうどいいということですね。私たちは見えることに頼りすぎますから、そこに頼ることができなければ、自ずと触覚や聴覚、周辺視野、背面の感覚などが機能し始めます。

弱視の方にヒモトレを試してもらうと、目が見える人と明らかに反応が違います。特に頭の位置に関しては目が見える人より良いポジションをとっていることが分かりました。

甲野　認識することは便利ですが、同時に、情報が多すぎて判断に迷うことがありますね。山口さんは耳栓をしたりすることも有効だということでした。目を遮ったり、耳をふさいだりすることで、普段とは違う自分に出会うことができますね。

そして、こういう〝さっきまでの自分とは違う自分〟に出会うことが、より本質的なものを学んで行くための方法の一つだと思います。そのために、いろいろ試してみて、その時は役に立つかどうかは分からない部品をどんどん作っておいて、感覚の貯蔵庫にストックしておくわけですよ。

これは、倉庫代もかかりませんし、将来、その部品が思わぬ場面で役に立ったりしますから。そうすると、それまでの自分では予想もつかない技の進展があったりするのです。

小関　山口さんの試みは面白いですね。少し違った角度からかもしれませんが、僕は選手にこう伝えることがあります。「具体的な体を動かすのは抽象的な感覚です。だから、感覚が具体的にハッキリしてきたら、抽象的にぼやかすといいよ」と。これで随分バランスが保てると思います。実はハッキリさせすぎることで動きが随分制限されてしまうことがあります。

例えば、実験で、階段を上る時、目を瞑（つぶ）るんです。するといつもより楽にスーッと上れることを実感します。また普通に目を開いて上ると、どこか力感が生まれて〝よいしょっ〟って感じになります。これはみなさん無意識ですが、見えていることで予め余分な準備をすることで、身体の対応力を制限してしまうんです。如何に見えているものにバランスを崩されているかがよく分かります。

思考はハッキリするのが仕事ですが、体はハッキリしない方がよく動く（笑）。先生がおっしゃった〝はっきりしない〟〝うやむやにする〟と同じことだと思います。この理解があれば、あとはバランスの問題なんです。〝はっきりする〟ことで沢山の人達と共有できる利点もありますが、〝うやむやにする〟ことで機能することもある。この棲み分けができると、練習や鍛錬、トレーニングの仕方もガラッと変わってくると思います。

甲野　ハッキリさせないことが有効である実例は、私のごくごく最近の気付きである〝内腕〟も、その一例かもしれません。〝内腕〟という言葉は、もちろん解剖学的には存在しません。私が名付けたのですから。そして、その〝内腕〟というのはどこかというと、胸鎖関節から肩までの部分を言うのです。もちろん、胸鎖関節が腕の骨格上の出発点であることは何十年も前から私は知っておりました。現に20年前、この胸鎖関節をどう使うかということを本の中でも書いたぐらいですから。

ですが、ここから出ている鎖骨を中心とした部位を〝内腕〟という形で認識することの重要性をハッキリと気付いたのは、ごく最近（2016年8月）のことなのです。

これによって、今までの技が体術も剣術も大きく変化しつつあります。なぜなら腕は普通は、肩から生えていて、手首までの間に肘という関節が一ヶ所あるという認識なわけですが、〝内腕〟の気付きにより、「腕は手首までの間に二ヶ所関節があり、一つは一般的に肩関節と言われている」ということになったからです。

こうなると〝裏の裏はまた表〟ではないですが、腕や体の動きがきわめて曖昧で捉え難いものになってくるのです。ですから、柔道やレスリングなどの場合に、〝内腕〟を意識した技を試みると、常識外の技が展開してきました。なにしろ〝内腕〟は鎖骨を内に含んだ感覚上の腕ですから、太くも細くも、状況により様々に変化します。ですから、今まではとてもできるとは思えなかった状況下で技が通るようになってきました。

また、曖昧にすることの利点の一つは、トレーニングとは直接関係ありませんが、火傷をした時、お湯などに火傷したところを浸す治療法にも言えます。火傷の部位を熱めの風呂くらいの湯に浸すとジンジン痛みますが、その痛みが少し治まるまで数分間浸しておくと、それで火傷した事が曖昧になるらしく、水膨れにもならずキレイに治りますね。これは現在知られている火傷手当の常識破りの方法ですが、私や私の周囲の人達が試して、皆驚くほど早く治っています。

とにかく常識として普及しているものが、本当に正しいかどうか、あらためて検討し、検証することが必要ですね。

ヒモはいずれ、いらなくなる

甲野　このヒモトレの凄いところは、ヒモを着けると、すぐに体の構造が丈夫になるだけではなく、ヒモを外してもその効果が続くということですよね。

小関　そうです。ヒモを着けると、体のバランスが変わります。つまり、体全体の関係性が変わるということです。全身のネットワークが広がったり、アクセスの仕方が複雑になったり、新たに繋がったりするんですね。

例えば、普段は50の要素で全身を動かしていたのが、急に70の要素になったりするようなものです。その変化は印象的ですから、無自覚に体に残るのでしょうね。ただ体の癖って性格を変えるようなものですから、簡単にはいかないのが普通です。

甲野　講習会でヒモトレの実演をした後に、「ヒモトレがどれほど効果があったか知りたいので、もう1回、ヒモを着けずに試させてください」という人がいるのですが、ヒモトレを試した後の体には、丈夫な構造の感覚がまだ残っている場合がありますから、ヒモトレ効果を解除しなければなりません。

そこで、その場で2、3回ジャンプしてもらって、その感覚を消去してから、試してもらっています。

小関　リセットするんですね。

甲野　残留効果を打ち消すために、そうしたことを私はやっていますね。そうすると、また体が元の状態に戻ります。

もちろん、ヒモによって、体が構造的に丈夫になっていることを覚えることが重要なのですが、ヒモの効果をすぐには信じられない人には、そうやって、単なる暗示ではなく、ヒモが有効であることを確認してもらうようにしています。

小関　そうやって何回か見せてあげると、自分の体を客観視できるようになり、体の不思議さや変化に対しても受け入れることができるようになってきます。

ヒモトレは〝本来、体のバランスは整っている、整おうとしている〟が出発点です。そして、ヒモは偏ったり、崩れたりした状態を整えるためのガイド役でしかありません。その人が自立するため、等身大の体を見出すために考えたものです。

ただ最初のうちは、〝元の鞘に戻る〟ではないですが、以前の癖に引っ張られやすいのです。ですから、しばらくはヒモトレを〝騙された〟と思って少しの期間やってもらうと、徐々にヒモトレから観えてくる〝自分なりに整った身体〟と出会えることができるでしょう。整った身体・感覚自体がガイドとなっていくのです。その時から、ヒモを手放すことができるようになっていきます。

もちろん、その人の身体の状況や状態によって、ヒモを手放す頻度やタイミングは違ってきます。否応なく手放さなくてはならない人もいれば、お風呂以外ずーっと着けている人もいます。その選択の幅があるのもヒモトレの特徴ですね。

また、ランニングや体操みたいに、ご自身の健康のバロメーター、セルフチェックとしても利用してもらってもいいですね。今のところはそう考えていますが、最近はその先があるようで、ここは今後の研究課題となります。

ヒモは、どのくらいの時間つける？

甲野　時々、「ヒモをどのくらいの時間、着けていればいいんですか？」とよく聞かれますが、状況と人によりますよね。

小関　そうですね。一日中ずっと着けてもいいですし、〝もういいかな〟と思ったら外していただいてもいいです。毎日着けてもいいし、たまに思い出したように着けてもいい。服を着る感覚で良いと思っています。脱いでもいいし、着替えてもいいみたいな。

例えば、世界的に有名なある懐石料理店の主人が、僕の話に興味を持って悩みを打ち明けてくれたのですが、長年、酷い腰痛に悩まされていたんですね。夜も寝付けず、朝も起きられない、ここ最近はぐっすり休めた実感がなかったそうです。この主人のように、プロの料理人は仕事柄一日中、立ちっぱなしですから、腰と首を痛める方が多いみたいですね。

そこで、夜寝る時も含めて、一日腰にヒモをゆる〜く巻くことをオススメし、ヒモトレ用のヒモを貸したんです。すると翌朝、電話がかかってきて「こんなに腰を気にせずゆっくり眠ることができたのは久々です！　これはノーベル賞ものですね！」と感動していらっしゃいました。

たしか最初にお会いしたのが昨年（２０１５年）末で、その後７ヶ月経ってメールをいただいた時も「腰は快調です！」と言っていましたね。今はお店に立っている時も白衣の下にはタスキとお腹ヒモはしているようです。

多分、包丁さばきや味なんかも違ってきていると思いますが、そこは今度聞いてみたいですね。

一方で、『ヒモトレ』（２０１４年に出された初版）に出ていただいた、女子サッカーなでしこリーグの後藤三知選手（2014年なでしこリーグMVP）は、寝る前に着けてストレッチをするそうです。

そうすると、自分で気付けなかった体の張りに気付いたりして、その日の自分の体をチェックするのに、とてもいいそうですよ。

あるいは、運動前のアップの時にヒモトレを使って、その日の自分の体に合った練習メニューを考えることもできます。そうしたら、練習も無理のない、ちょうどいいところで止めることができますし、ケガも未然に防げます。

甲野　つまり、「ヒモを何時間着ける」とか「何回ある動作をする」といった、ヒモトレの使い方に決まったルールはないし、どれが正解ということもないわけですね？

小関　そうですね。「ヒモをつける具体的な場所は？」という質問もよくされますが、それも、最終的には自分で見つけるものだと思います。

もちろん、大まかな位置はお伝えしますが、微妙な塩梅は自分で感じながら見つけていくのがいいですね。

日によって体調も違いますし、そもそも僕たちは日々成長や老化をしているわけですから、毎回〝今の自分にとってどうかな？〟と向き合うことが大事なんです。それが体と対話することであり、微妙な変化に気付くことのできる新鮮さを保つ秘訣なのです。

ですから、ヒモをつける場所が昨日の位置よりズレてしまうのもＯＫですし、違和感を感じたら、都度ごとにヒモの位置を調整するのもＯＫです。その辺りのルーズさはあえて大切にしています。

ヒモを着ける位置も時間も、まずは〝なんとなく〟というところから始めて、ご自身が〝これぐらいかな〟〝これがいいな〟と思う、使い方を見つけていただきたいです。

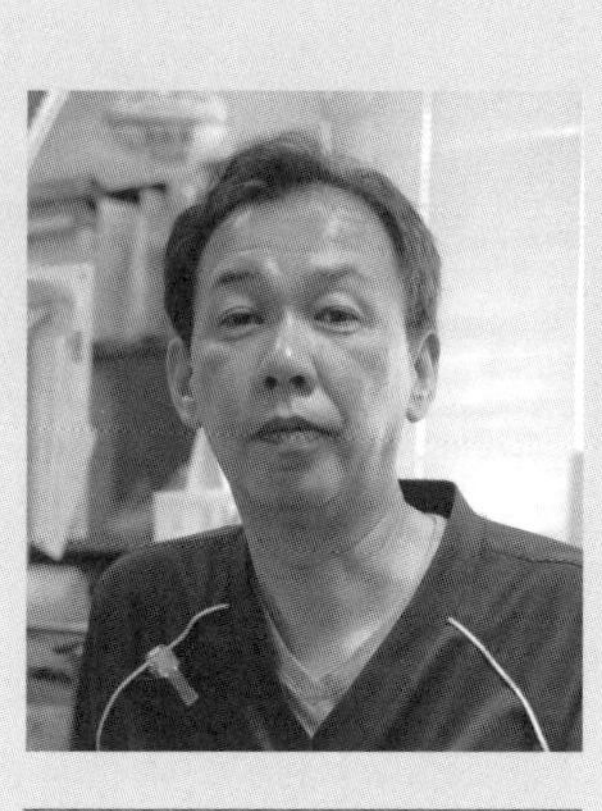

中澤暁雄

なかざわ　あけお

中澤医院院長。医学博士。1962年東京新宿生まれ。町田市在住。聖マリアンナ医大卒業後、第2内科、同大・横浜市西部病院救命救急センター、その後同・副センター長を経て現職。同大救急医学非常勤講師。診療のかたわら、ドラマや映画などの医療監修・指導や、桐蔭学園高等学校ラグビー部のチームドクターなど、多くの場で活動を行っている。

小関先生と知り合ったのは、共通の知り合いでフィットネスセッションの代表を務めている前田励文さんのご紹介ですね。何回か僕が小関さんが発売しているバランスボードやヒモを注文しているうちに、小関先生の方から、「いつもご注文頂いているので、一度お目にかかって使い方などを改めてご説明しましょうか？」とコンタクトがあって、お会いしたのが初めてだったと思います。

今僕の医院では、足を骨折した後の患者さんや、整形でリハビリに行っているけど全然良くならないという人にヒモを勧めています。実際「整形に行っても全然駄目で、これ以上良くならないのかな」とぼやいている人は多いので、そういう人に「じゃあ、このヒモを試してみたら？」という感じですね。

評判は良いですよ。なかでも脊柱管狭窄の人は、大分歩き方が普通になって、この間「先生、あのヒモが欲しいんですけど」と注文してきた人もいます（笑）。他にも脳卒中を発症して、今は歩行のリハビリの人とかそういう人に教えています。

リハビリっていうのは難しくて、続けていれば必ず効果があることでも、明確に効果がないと、なかなか続けてくれないんですよ。その点でヒモは巻くとすぐに効果があるので続けてくれるケースが多いのが特徴ですね。うちでは歩行のリハビリのときは、お腹と股下にヒモを巻いてもらっています。

医者として助かるのは患者さんにヒモを試してもらって、効果がない人をよくよく調べると、実際に機能的な問題、脱臼や腱の障害といった、本当に治療するべき問題が明らかになるケースがあるんですね。だから、スクリーニング、治療を進めるうえでの見立てがヒモでできるんです。

僕はもともと薬を使うのが嫌いで、極力薬を使わないで治ればいいし、それで医者がいらないと言うんだったら、医者いらずが一番良いでしょ。だからそのために健康を維持できるんだったら、ボードやヒモを使えばいいんですよ。

僕自身はヒモトレは本に付いていたもので始めたんですけど、まず肩凝りが減りましたね。肩凝り自体はあるんだと思うんですけど、前みたいにズシンと感じることはないですね。一日一、二回腕の上げ下げをやるだけですから楽ですよね。

どうしてそんな効果があるのか？　というと色々あるのでしょうけど、僕は意識の問題じゃないかと思っています。「肩を動かす」とヒモが意識させてくれることで、恐らく頭の中で知らず知らずのうちに作っている制限、「これ以上動かすとキツイ」ということが外れるのではないかと思っています。つまり、ヒモがあることを意識することで無意識のうちに掛けている制限や癖がなくなるんですね。

ドラマの現場で俳優さんにも薦めています

僕は色々なドラマや映画の医療監修をやっているので、現場でお会いした俳優さんや女優さんにもヒモトレや（ココロの）バランスボードを紹介しているんですけど、ほぼ全員に効果がありますね。

ある俳優さんは寝る前に5分やってくれているそうで、「肩凝りがすっかり良くなった」と喜んでくれましたね。それまではマネージャーさんや付き人さんに肩を揉んでもらっていたそうですけど、ヒモトレに出会ってからはそれがなくなったと言っていました。

その俳優さんは「背中の方も大分腕が上がるようになってきた」とも話してくれて、多分肩と肩甲骨の連動性が良くなってきているんでしょう。肩凝りって結局肩甲骨の裏側の凝りなんですよ。そこの筋肉を動かさないで収縮してしまっているから、「そこをストレッチングしているんですよ」という説明の仕方をしています。これはあまり正確な理論ではないのですけど（笑）。ただ、「表面だけいくらマッサージをやっても、そんなのは一日もすればすぐ固くなるわけで、中からやらなければ駄目なんですよ」とはいつも言っています。

役者さんは体の感覚が鋭い

役者さんにヒモトレにはまる人が多いのはやっぱり体の感覚が普通の人より鋭いので、着けたときの感覚の違いが分かるからだと思います。歳に関係なく、着けた瞬間に「あれ、なにこれ！？」と凄く反応が良いですね。面白いのが着物が似合う方の方が反応が良いことです。大河ドラマに出ている女優さんはヒモだけじゃなくて（ココロの）バランスボードにもはまって、控え室でずっと使っていました。

やっぱり着物をお召しになる方は姿勢を大事にされていることが違いにある気がします。ある俳優さんはヒモを着けたときに「着物を着ているようだね」と言われてました。そう考えると着物で舞台に立つ方や宝塚出身の方は本当に鋭いですね。

ですから皆さんパッとはっきり効果が出るのはやっぱり姿勢ですね。ある女優さんは普段の姿勢が全然変わって、彼女は（ココロの）バランスボードで、体に基準ができたみたいで、寝不足で現場に来て疲れていても、ボードの上でちょっと自分の姿勢をチェックしたら見違えるくらいスッキリした顔になったのでビックリしました。彼女の場合は前屈みになるのが疲れているサインで、それをボードで確認して修正しているんですね。そういう風に自分の体をセルフチェックして、それを自分で治せるというのがボードやヒモの特徴だと思います。普通は「なんとなく調子が悪い」ということまでは分かるんですけど、そこから先にどうすればいいかはなかなか分からない。その部分をボードやヒモが教えてくれて、自分のいい感覚とパフォーマンスが合う基準になるんでしょう。

ヒモトレの効果がある人は、発想を切り替えて深く考えないで、今感じていることに集中できる人なのかもしれません。実感して貰えた人ほど分かるんですね。多分、自分の正確なポジショニングを持っている人で、だから自分の見せ方をよく知っている芸能の方に反応が良いんだと思います。あとはやっぱり素直な人でしょう。

これからの期待としてはできるだけ沢山の人に試して欲しいですね。効果のあるなしも気になりますけど、結構僕が勧めた人は、こちらが想定していない使い方を自分で見つけ出す人もいるので、「ここに巻くとこんな効果がある」という新しい使い方を皆で見つけられると良いと思います。

僕自身も色々試しながらやっています。これからが楽しみですね。

第2章

現場で見えてきたヒモトレの驚きの効果

養護学校での驚きの実践例

甲野　先ほどもお話に出てきましたが、養護学校の生徒さんたちの効果は衝撃的でしたね。あれはどんな経緯があったのですか?

小関　善通寺養護学校の教諭の藤田五郎先生と初めてお会いしたのは、2014年の3月、藤田先生が私の大阪講習会に参加して下さった時だと思います。

藤田先生は、2012年11月に出版した『小関式 心とカラダのバランス・メソッド』を書店でたまたま手に取って読んでいただいたことがキッカケで興味を持って下さったようです。そして、翌年2月に出版した『ヒモトレ』で更に効果を実感してくださったようです。

藤田先生曰く、「小関さんの本が目に付いたのは、体を〝鍛える〟とか〝頑張る〟というような内容ではなく、運動に関して動きやすさや楽にスムーズに行うこと、自分の感覚が大切であること、それらの考え方について、新しさを感じました」ということでした。きっと、藤田先生が取り組んでこられた指導支援の経験とも合致したのだと思います。

藤田先生と直接お会いして分かりましたが、元々藤田先生ご自身が非常に高い洞察、観察力を持たれているということです。単に私の本を手本にして、いろいろなことを知ったわけではなく、すでに感覚的・経験的にはご存知で、そこに具体的な方法が本としてあった、ということだと思います。

三月の講習会の後に、藤田先生からご丁寧に御礼メールが届き、具体的に生徒さんたちの変化について詳細な報告をいただきました。少し、ここで一部をご紹介させていただきますと、

（体を）使いすぎている部分と、使えていない部分のバランスのずれがヒモで調整されるのが実感できています。

子どもたちは、障害からくる体の使いにくさのために過剰な頑張りをしてしまっています。それが、無理なく自分の動きで調整できるところがこのヒモトレのいいところだと思っています。

訓練やリハビリも、他動的にされるのではなく、自分の動きとしてできる方が効果があります。また、効果の継続性が出てきます。

特別支援学校には様々なタイプの子どもたちがいます。体に過度の緊張がある子、力が抜け過ぎている子、半身麻痺の子、精神疾患の子、寝たきりの子などです。

そのお子さんたちに、ヒモトレやバランストレーニングで、それぞれ効果が現れたのは、そのお子さんたちも、程度の差こそありますが、体のバランスが崩れているという点で、他の方達と大きく変わらないことにあったと思います。

ただ、その効果を僕が声高らかに言うのは苦手だったので（笑）、どこかで藤田先生のお話を直接、甲野先生に聞いてもらえるタイミングを探していたと思います。

それが今年（２０１６年）の1月に甲野先生、藤田先生、小関で行ったコラボ企画でした。

甲野　藤田五郎先生に関しては、小関さんからいろいろ噂を伺っていて、想像はしておりましたが、あのコラボの鼎談でのヒモトレ講習会の折、初めてお会いして、あまりにも私が予想していた方そのままだったので驚きました。

藤田先生のように本当に教師らしい教師という方は、今では稀になりましたよね。藤田先生は、それこそ道を歩いている時でも、何か乗り物に乗っている時でも、絶えず〝何か障害のある子ども達のために役に立つ良い方法はないか〟と考えられているような天性の教師でいらっしゃいますね。

ヒモトレが藤田先生のような方と出会えたということは、このメソッドが今後より多くの方々の役に立つ、大きなキッカケになると思います。

あの鼎談の折、藤田先生から養護学校でのヒモトレの活用例をいくつも伺いましたが、なかでも胸にヒモを巻いただけで、呼吸量が極端に少ない生徒さんの呼吸が、ハッキリとわかるほど増えたというお話は、とても印象深かったですね。


小関　僕も、呼吸の変化などは実感としては分かっていましたので、大阪の講習会で藤田先生にお伝えしたのを覚えています。ただ、ここまで有効だとは思いませんでしたね。側湾症や寝たきりなどで胸が潰れて呼吸がしづらい子どもさんがいるのですが、そうした子どもの肋骨に合わせてヒモをゆる〜く巻く〝胸ヒモ〟をしてあげると、見た目にもその変化がハッキリ分かるほど、呼吸が楽になります。

藤田先生がその映像を見せてくれたのですが、たしかにヒモを肋骨に沿わせて巻くと、少し胸に膨らみが出て呼吸が大きくなっていました。通常、潰れている胸がすぐに元に戻るようなことはないそうです。

またある時、卒業生の子にも親御さんの了解を得て、胸ヒモを試してもらったそうです。その子どもは人工呼吸器をつけているので、どのくらい呼吸ができているのかを数字で見られるらしいのですが、胸ヒモをした場合の数字を見たお母さんが「普段は呼吸量が200ミリリットル前後なのに、久しぶりに300ミリリットルっていう数字を見ました！」と驚かれていたそうです。ですから、感覚的にも視覚的にも数値的にも効果が現れていることが分かったんです。

甲野　胸にヒモを巻いて、呼吸で入ってくる空気の量が増えるというのは〝この胸を働かせるのだよ〟という指示をヒモがしているということでしょうね。それにしてもヒモを巻いただけで1・5倍増ですか。それは凄いですね。その時は、ヒモはやはり緩めに巻かれていたのですか？

小関　僕は、藤田先生に出会う前は「ヒモでゆるく締める」とよく言っていました。でも、実際に藤田先生の巻き方を見ると、驚くくらい緩めに巻いていていましたね。もちろん、それまでも、きつく締めることは推奨していませんでしたが、藤田先生の巻き方の緩さは初めて見た時、思わず「こんなに緩くしちゃっていいんですか？」と僕が聞いてしまったくらいです（笑）。

締めるのではなく〝巻く〟、〝沿わせる〟といった感じ、今では更に〝置く〟、〝触れている程度〟というくらいが、身体が機能することが分かってきました。

甲野　こういう生徒さんたちに効果があるというのは、説得力がありますね。何しろ、こうした生徒さんたちは、いろいろ周りを見て同調したりせず、自分の感覚にすごく素直に従って、反応されているでしょうから。

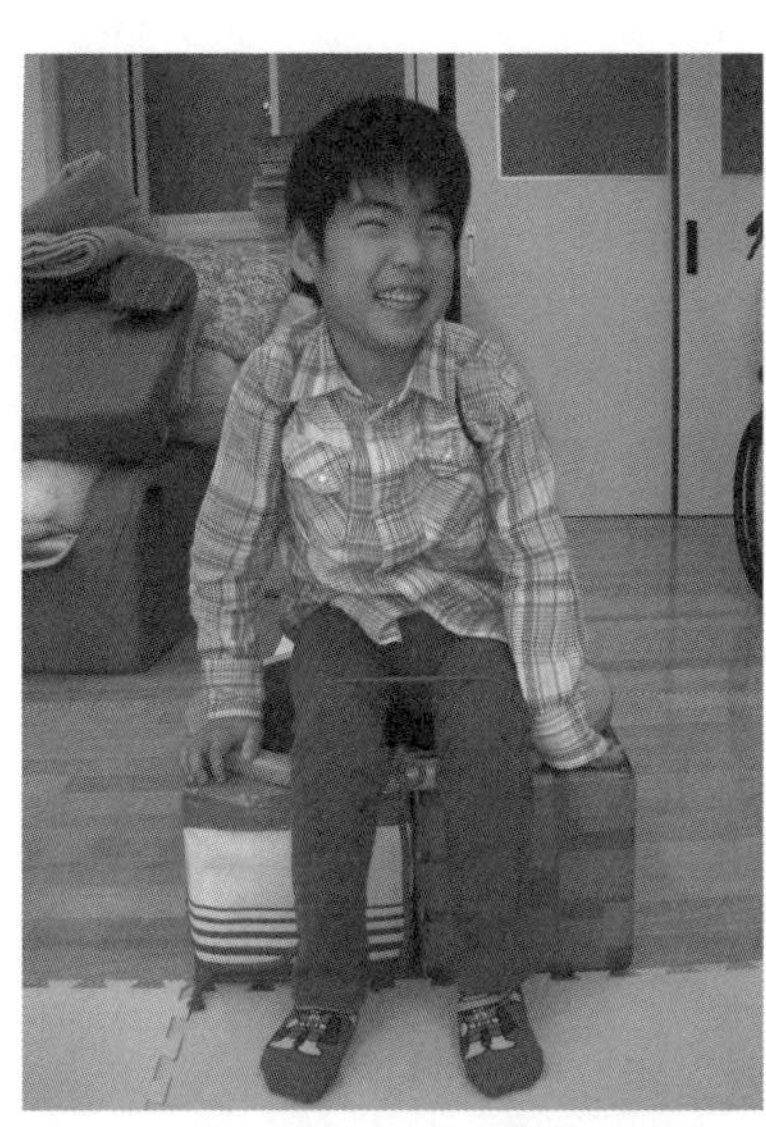

ヒザの上にヒモを巻くことで背筋が自然に立ち座ることができる。（写真提供・藤田五郎氏）

小関　そうです。やっぱり、呼吸は循環や血液、姿勢、構造、筋肉、精神とすべて関係してきます。

だからと言って、意識してうまく呼吸することって難しいと思うんですよ。たくさん吸ったり吐いたりすればいいってものでもありません。

呼吸はすべての土台ですから、こういった無理のできない子どもたちや高齢者にとって、呼吸の質を変えることは非常に大切だと思います。

藤田先生からお聞きしましたが、呼吸改善のための療法や手法はいくつかあるそうです。ただ、相当複雑で習得が難しいため、先生方も無理をしてまでは、やりたがらないそうです。

甲野 呼吸法は何と言っても、生きていることの原点ですからね。それが、何も機械的な装置を付けずに、ヒモを巻くだけで自然と呼吸量が増えるというのは、大変な発見ですね。

小関 今後も身体に関する手掛かりの一つになるのではと思います。

一般的に呼吸は胸でするイメージですが、実際は脇や背中も使って立体的に膨らみます。皆さん、そのことを説明すると分かってはいるのですが、実際に呼吸をしてみると、多くの人は胸部付近しか使っていないんです。そこで、ヒモを巻くと、胸や脇、背中の関係性が生まれて、それらが連動することによって、同じ呼吸なのに空気の入り方が断然違ってきます。

呼吸が浅くなる人や喘息の人も数分から十数分で随分楽になるという報告をあちこちからいただきました。寝る時に着けても非常にいいですね。呼吸の浅い人は朝、スッキリ起きられるそうです。

意外だったのは、ヒモトレ専用ヒモを作るとなった時、「ウエストポーチのベルトの留め具に使うような、差し込みバックルを使うと楽だと思います」という声が結構あったので、試してみたことがあるんです。だけど着けた瞬間に、もう外したくて外したくて、たまらなくなったんですよ。何でしょう、外れない恐怖感みたいなものがあって。

甲野　カチャっと留める感じになりますからね。拘束感があるんじゃないですか。

小関　それもありますが、緩く調整しても気になりますから、差し込みバックル自体に何か拘束感のようなものを感じるのでしょうか。逃げられない恐怖のような。

だから、ヒモトレ用のヒモは、あえてしっかり止めないものを作りました。過度な力が入れば緩みますし微調整もできます。藤田先生は「このくらいの緩さがいい」と子どもたちが感じて調整することができるというのも、大事なポイントだとも仰っていましたね。これも自分の動きと感覚を一致させる大切な行為ですし、調整できること自体、それが分かっているということです。
このことを聞いた時、ヒモトレやってよかったと心の底から思いました。

できなかった日常動作が可能に

小関　藤田先生もヒモトレを初めて試された時は、さすがに〝これは本当に有効なのか？〟と思っていたそうなんですが、実際にヒモを巻くと、緊張しすぎている生徒さんの体からいい具合に力が抜けて、楽な姿勢になっているから、驚かれたそうなんです。

また、脳性麻痺で座るのが苦手な生徒さんにヒモトレと〝ココロのバランスボード〟（小関氏が開発した、体のバランスを整えるためのボード）を試したところ、姿勢がよくなり、立ち姿も歩行も安定したそうです。

それから、歩行は可能だけど、足が外反扁平で膝がうまく使えない子どもに試してみたそうですが、床面では足がフラフラして前後左右に揺れてしまうのが、ボードの上に立つと、ふらつきが減り、膝が使えるようになってきたそうです。

また、ボードの上でボール投げや剣玉をすると、上半身の動きが柔らかく、力の加減がしやすくなっていたそうです。

このことから、藤田先生は運動する以前の、普段の生活場面で全身がバランスよく使えていないのが分かって来たそうです。

甲野 〝ココロのバランスボード〟も、ちょっと常識外のトレーニング器具ですよね。

ヒモはタスキ掛けですか？

小関 主に、タスキ掛けと腰、それから脚（お尻の下から鼠蹊部）です。どこに巻くかはその生徒さんの個性によって違ってきます。もちろん、数ヶ所同時に使われることもあります。

とくに脳性麻痺や障害のある子どもたちの場合は、体を動かせる

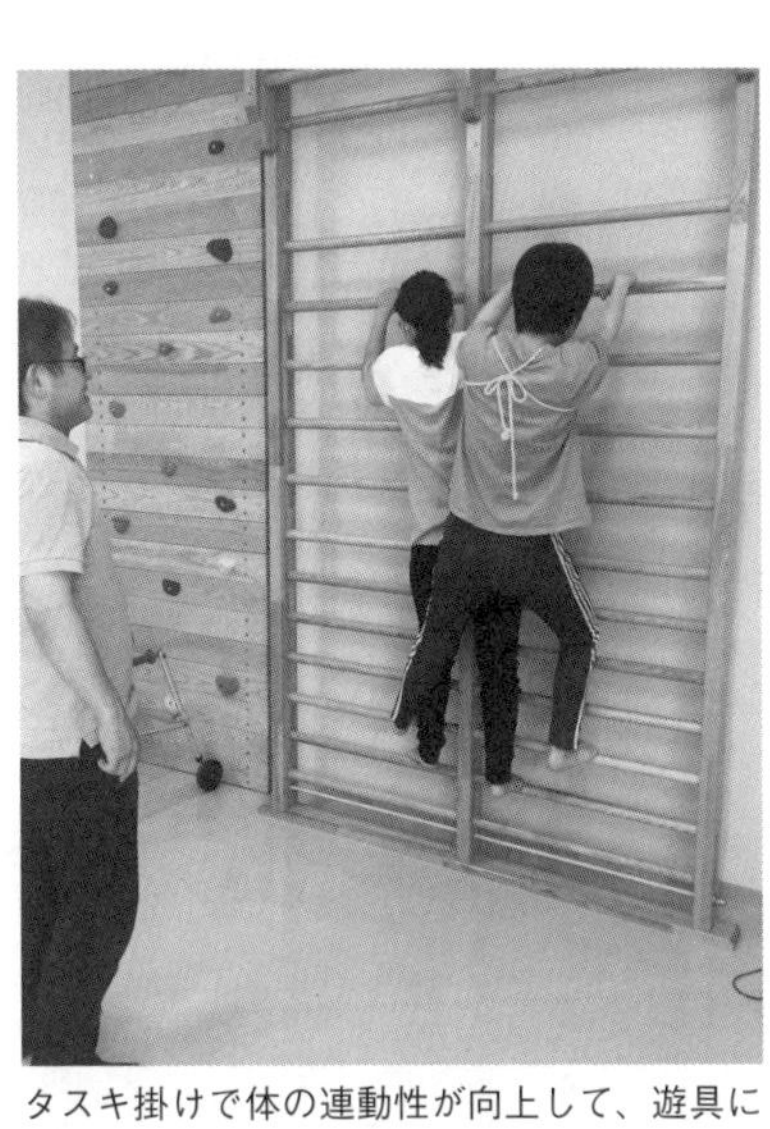

タスキ掛けで体の連動性が向上して、遊具に登ることができた。（写真提供・藤田五郎氏）

所と動かせない所が極端に分かれていますから、余計に動かせる所に頼ってしまいます。そうすると、元々左右の関係性が薄かったのを更に薄くしてしまう可能性がありますから、全身の繋がりを見失ってしまうのです。

例えばタスキをすると、左右の連動性が自然に現れます。右手を動かせば、同時に左にもそのハタラキが伝わってきます。右から左に働きかけることによって、左が反応し、左が反応することによって、右が楽になります。

そうやって互いに助け合うことで、左右だけではなく、上下や前後の関係ができてくるのだと思います。

甲野　実際に麻痺していても、バランスがとれたり、動かせたりするのは、体の固まっているところから力が抜けて、動かせるところとの連動性がよくなってくるからでしょうね。

小関　藤田先生に、雑巾がけをしている生徒さんの映像を講習会などで時系列に沿って見せてもらったのですが、その変化にどよめきが起きるほど、すごい映像でした。

ヒモトレをする前は、体の半分しか言うことを聞かないので、尺取虫のような極端な動きだったそうです。そこで、タスキ掛けと、お腹、脚（お尻下から鼠蹊部）にヒモをして雑巾がけをすると、徐々に左右の協調性が現れ、上半身と下半身の関係も生まれてきました。

今では最初の尺取り虫のような動きは微塵も感じられないだけではなく、ヒモなしで雑巾がけをやっても麻痺がある子かどうかが判別できないほどです。

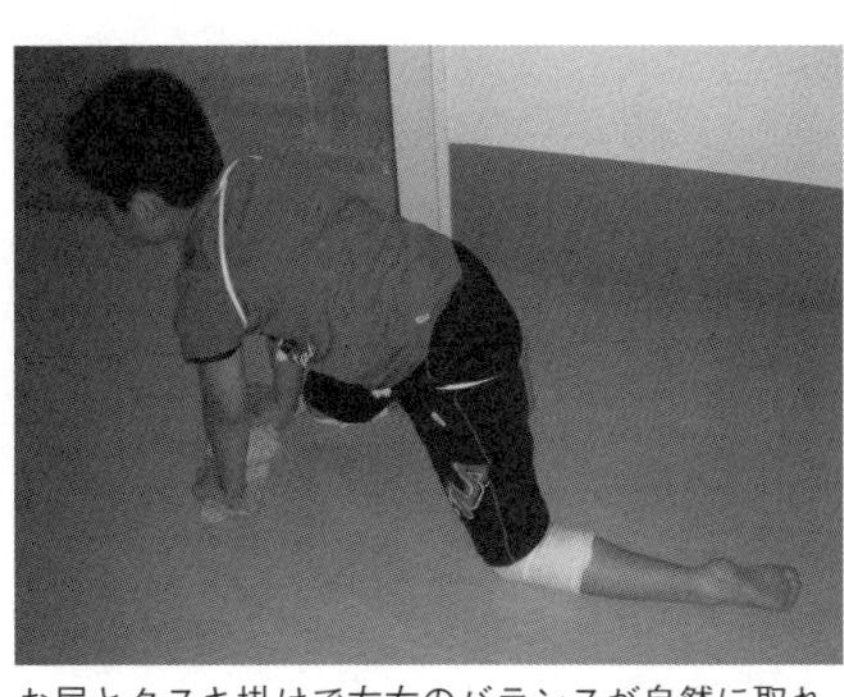

お尻とタスキ掛けで左右のバランスが自然に取れ、雑巾がけも真っ直ぐ行える。（写真提供・藤田五郎氏）

甲野　それは凄いですね。

小関　しっかりと立てない生徒さんは、床を掴めていないことが多いそうです。そんな時、足を機能させる前に、肩や腰回りのコンディションを整えると自ずと下半身が機能してきます。これは、なにも障害があるとされる人だけではなく、多くの方に共通して言えることです。

甲野　最近は、〝浮き指〟といって、足の指先が浮いてしまう子ども達も多いようですから、一般家庭の人達にとっても、これは他人事ではありませんよね。是非、子どもを持つ親御さんにも、ヒモトレのことを伝えていただきたいと思います。

障害を抱えている生徒さん達も、ヒモを巻くと、ブランコを漕いだり、ロープを格子状に編んだ遊具に上り下りしたりするとき、驚くほど動きがよくなっているようですから、これは一般の子ども達にも言える事ですよね。

小関　養護学校の生徒さんは姿勢を保つこと自体、非常に負担の掛かる場合があります。普通、姿勢を保つことは体が勝手に機能してくれますから、お皿を洗ったり、ブランコを漕いだりという行為に集中できるのですが、彼らは姿勢の維持と、行為の両方に意識を向けなくてはなりません。

ヒモをお腹に巻いたり、タスキ掛けをしてあげると、体のバランスが整います。そもそも肩やお腹や腰付近はバランスの崩れが現れやすいところですから、そこをヒモによって機能するように補助をしてあげると、全体の安定力が高くなります。緊張の粗密のバランスが整って、頭が全然ブレなくなるんですね。目の前のやりたいこと、やっていることに集中できます。ヒモトレが自動的に体のバランスをとってくれますから、目の前の作業を楽しめる余裕も出てくるんですよ。ちなみに、ヒモトレや滑り止めを使って座る姿勢を整えてあげるだけで、算数の計算速度や正解率があきらかに変化するそうです。

甲野　ヒモで体が整ったから、今まで姿勢の維持に使われていたエネルギーを、自分がやりたいことに回せるようになったということですね。

小関　まさにその通りだと思います。私の講座などでは、それを体に任せるという表現で伝えますが、勝手に体がバランスを保ってくれているってことをなかなか気付けないようです。つまり、自分の体なのに信頼していないとも言えるかもしれません。

もちろん、ただ放任するということでもないのですが、ここは説明が難しいですね。

また、こうした生徒さん達に比べれば、一般の子ども達は、ずっとバランスが取れていますが、先ほど先生が指摘されたように、一般の子ども達も、昔に比べると、生活環境の変化により自分の体との対話も少なくなってしまっています。

ヒモを活用していただけたら、さまざまな能力に気付くキッカケになるだろうなと、今はそう思います。

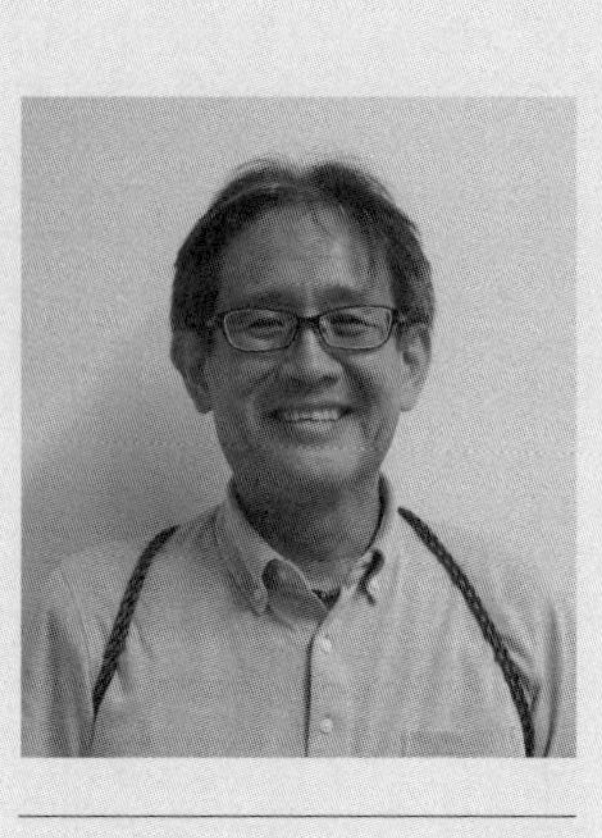

藤田五郎

ふじた　ごろう

1964年生まれ。香川県高松市在住。香川県立善通寺養護学校教諭。2010年より、病弱の小・中・高の児童生徒130名が通う同校の「自立活動」の授業を担当。児童生徒一人一人の実態やニーズに合わせて、課題となる点について運動面からの支援を心がけ、人間関係の形成や自己理解などを中心課題として、運動と心理の両面から自立活動の指導に取り組んでいる。

私がヒモトレと出会ったのは、2013年の冬、たまたま本屋さんで小関先生のご著書『小関式　心とカラダのバランス・メソッド』（学研パブリッシング）を手に取った時です。当時、子ども達に「〝頑張って〟バランスをとってもらう」方法で指導をしていたのですが、そこに疑問を感じていました。そんな時、小関先生の「頑張ってバランスをとるのではなく、体をいい塩梅に合わせる」という言葉に出会い、長年の疑問が解けたのです。2014年2月にヒモトレの講習会に参加させていただき、そこで初めて小関先生にお会いできました。

以来、子ども達の実態に合わせて、試行錯誤しながらヒモトレを使ってきましたが、従来の療法では見られなかった、驚くべき効果が続出しています。

例えば、側湾（背骨が曲がっている症状）や寝たきりの子ども達の胸にヒモを巻いてみたところ、ペコンと潰れていた胸が膨らみ、呼吸が大きくなりました。人工呼吸器を付けている子どもの胸にヒモを巻いたところ、呼吸量が通常の1・5倍になっていたのですが、これにはお母さんも驚いていましたね。

また、脳性麻痺のある子どもの中に、左右どちらかに片麻痺がある子どもがいます。自力で座ったり、真っ直ぐに立つことが大変難しいのですが、ヒモをお腹とタスキ掛けにして巻くと、座ったり、立ったりするときの姿勢が安定します。肩の緊張がとれて、重心が下がってくるので、足の裏でしっかり床を踏みしめることができるんですね。

試して分かった、ヒモトレの驚きの効果

それから、嚥下障害には烏帽子掛けが有効です。下顎から頭頂部にかけて、緩く

ヒモを巻くのですが、そうすると、あまり機能していなかった舌骨上筋と舌骨下筋が、ヒモの微妙な刺激によってうまく連動して、嚥下反応が起こります。

今まで15分から20分に1回は唾液を吸引しないといけなかった子どもが、ヒモによってゴクンと唾を飲み込むことができるようになり、40分から1時間に1回の吸引で済むようになった例もあります。

烏帽子掛けとハチマキを一緒に使うこともありますね。ハチマキによって、ヒモがちょうど側頭筋に触れますから、より〝咬む〟という行為がハッキリと分かるようです。

最近は、更にヒモトレの研究が進んでいます。例えば、版画に使うバレンを通したヒモを、脳性麻痺や側湾の子ども達のお尻から足の付け根にかけて巻くと、バレンを付けていない時より、歩いたり座ったりするときの姿勢が安定することが分かりました。

バレンの位置は、お尻の後ろの窪みのあたりです。半身麻痺の子どもには麻痺側に、側湾の子どもには体が飛び出している方にバレンがくるようにします。強い麻痺や側湾のある子どもは、左右のバランスが極端に崩れているので、バレンの付いていないヒモを巻くだけでは、姿勢の歪みを治すことができない場合がありました。

そこで、麻痺や側湾によって、動かすイメージが少ない方（麻痺側、側湾の凸側）に薄い刺激を与え、それ以上、力が入り過ぎないようにすると、筋緊張を緩めることができるのではないか。そしてヒモの連動によって、力の入っていないところの動きを助けることで、左右の極端なバランスの崩れが改善されるのではないかと思い、試したところ、これが効果てきめんでした。

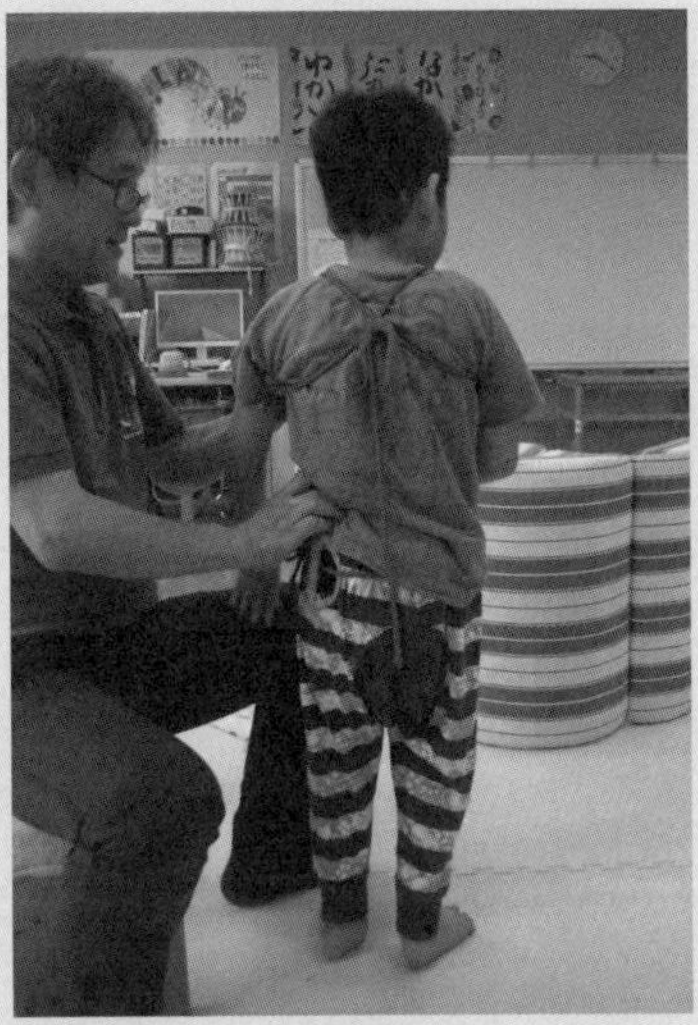

実際に、左麻痺のある男の子は、去年の6月の時点では、通常のヒモトレをするだけでは、補助によってかろうじて〝立たされている〟感じで、まだ首と肩でバランスをとろうとしていました。
そこで、今年1月に、麻痺側のある左のお尻にバレンがくるようにヒモを巻いたところ、首と肩の

タスキ掛けとお尻の左側にバレン付きのヒモを生徒に着ける藤田氏。（写真提供・同氏）

緊張が抜け、初めて〝立った〟感じがありました。今年6月には、まだ誰かの補助はいるものの、脚の装具なしで、真っ直ぐ立つことができました。

ヒモトレで取り戻す〝自信〟

他に、発達障害や精神疾患の子ども達に、授業の前にタスキ掛けをしてもらい、緊張している背中を緩めていますが、ずっと落ち着かないで騒いでいた子どもも背中が柔らかくなると、集中して勉強に取り組めるようになっています。

発達障害や精神疾患の子ども達の背中の表皮は、触ってみると驚くほど硬く、こうした子ども達は、失敗体験が多いので、自分に自信がありません。ヒモトレをすると、無自覚に体の動きの質がよくなりますから、彼らが今までできなかった運動がどんどんできるようになり、その積み重ねで自信を取り戻してくれると思うのです。しかし、こうした子ども達は重度の子ども達と違って、〝動ける〟と見なされているので、まだまだ体へアプローチする手法は確立されていません。

また、ヒモを着ける前まで、ボヤ～としていた子どもが、ヒモを着けた途端、表情がハッキリしてくることが多いですね。体に対するイメージがぼんやりしている子ども達にとって、ヒモトレの微妙な刺激は、自分の体の動きに対するイメージを持ちやすいのだと思います。ヒモによってバラバラだった体が繫がるので、体に意識が向けられるのでしょうね。何より、誰かの助けではなく、ヒモを巻いた自分が、〝立つ〟〝座る〟状況を作り出していることに意味があるのだと思います。

臨床動作法は、「(体を)緩めてあげて、形を作ってあげて、魂を入れる」という過程があるんですけど、ここでの〝魂を入れる〟の意味は、「座る、立つというのは、最終的に自分の感覚で分からなければならない」「ただ〝座った〟形を整えるだけでは、自分のものにはならない」ということです。その点、ヒモトレは複雑な技術はいりませんし、なにより理論抜きで、体のバランスが整っている状態を先に体感できますから、〝魂を入れる〟方法としては、とても簡単で、いい入り口だと思います。

子ども達は卒業してからが大変です。もう私たち教師は側にいませんから、自分で何とかするか、ご家族の協力しかありません。そういう時に、誰にでも簡単にできるヒモトレは、長いスパンで心身のケアに大いに助けになると思います

嚥下障害にも効果がある

小関　〝食べる〟という動作も、複数の筋肉の連動によって成り立っていますが、ヒモトレは嚥下障害にも効果があると、養護学校の藤田先生をはじめ、歯科医、肢体不自由児や寝たきりの方に携わっている方からもたくさん報告をいただいています。

甲野　嚥下障害は、口の中の食べ物をうまく飲み込むことができない障害ですよね。

小関　そうです。いわゆる〝ごっくん〟ですね。

食べる時に口を閉じることができないので、介護する人は指で下顎や唇を触って、食べ物を入れたり、飲み込めるように補助をするのですが、やっぱり指で触られたりするわけだから、生理的に不快な人もいるようです。

また、神経麻痺の場合、基本的に嚥下ができないので、食事以外の場面でも、自分の唾に溺れてしまうこともあるそうです。この場合、20分に1回は唾を人の手で吸引しなければならないそうで、ほとんど付きっきりになるそうです。

そこで、ハチマキ状に一本巻いて、さらに顎から耳の前に沿って頭頂部にヒモをか

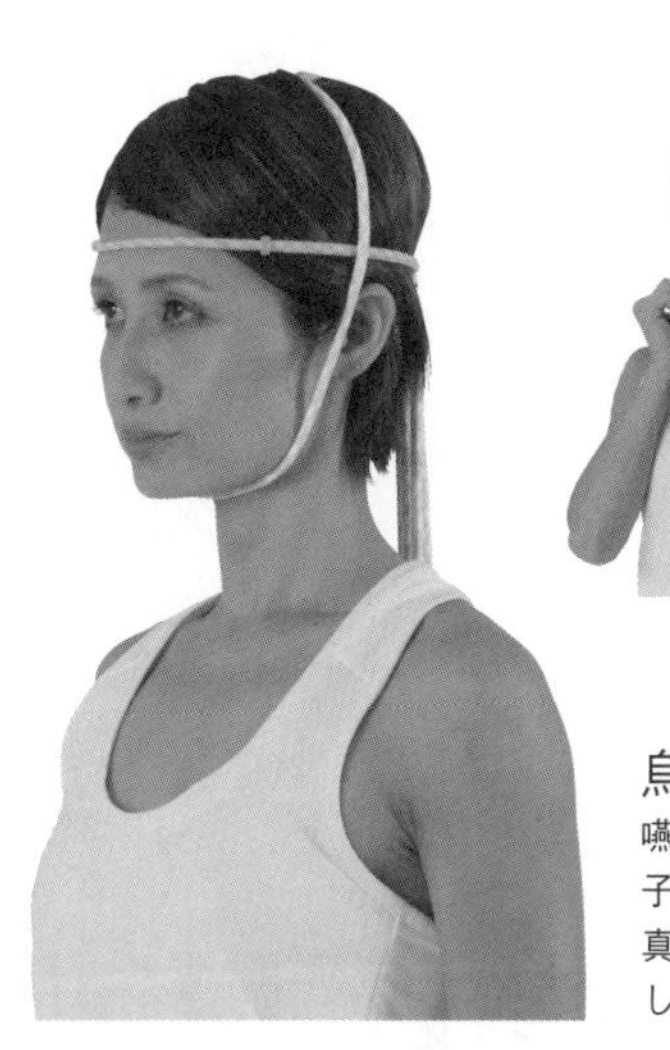
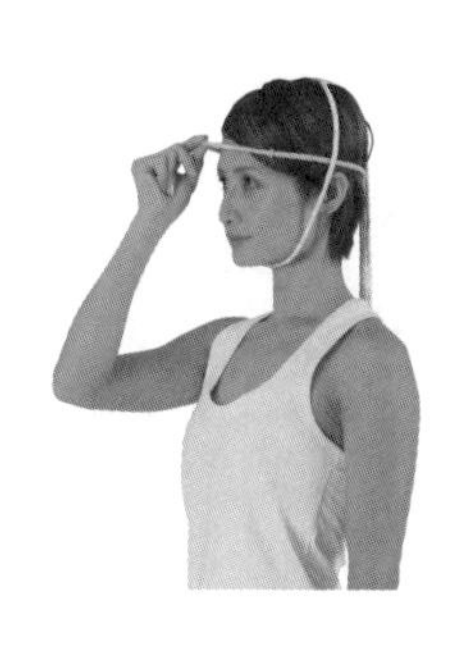

烏帽子掛け

嚥下障害に効果が確認されている“烏帽子掛け”。ヒモは必ずゆるめに巻き（上写真参照）、ヒモを使っている人を一人にはしないでください。

ける烏帽子掛けをしてあげる（注意：どちらの巻き方も、圧迫感がないように緩く巻く）と、今迄まったく飲み込む反射が起きなかった人が、飲み込めるようになったり、咬む力が強くなったり、誤飲が軽減したりします。

通常、神経麻痺の場合嚥下の反射が起きないのが常識らしいです。私たちがやってもこの違いには驚きます。普通の水が聖水になったのか？　と思うくらい喉越しが変わります。

もちろん、これも緩く沿わせる程度の巻き加減です。

これは浜島治療院の浜島貫（とおる）院長から聞いたのですが、脳梗塞後遺症により、寝たきり状態になった92歳の女性の方は、

1年半ほどは、とろみのついたお茶をサジで含ませても、一口も飲み込めず、数分後にむせる状態だったそうなのですが、この烏帽子掛けをしたところ、10秒前後に嚥下反応が起こり、そのまま3口から4口、一度もむせることなく継続して飲めるようになったそうです。

甲野 それは、今まで側にいて、面倒を見ていた方がかなり驚かれたでしょう。

小関 リハビリテーションのスタッフの方も〝何をしたのか？〟と驚かれるそうですよ。また、烏帽子掛けだけでは咀嚼が上手くいかない場合は、ハチマキのように額から後頭部にかけて一周巻くと側頭筋や咬筋の動きが変わって、うまくいく場合があるそうです。

甲野 これは下顎にかけることによって、咀嚼筋が繋がるということでしょうか。

小関 咀嚼筋もヒモのガイドによってスムーズに動くようです。それから、口内の過剰な緊張が外れて口がしっかり閉じることで、舌の位置が安定するようです。

例えば、顎の力を抜いて、天井を見上げたまま、何か飲み込もうとすると大変です。自分のつばもまともに呑み込めないのが分かります。だから、烏帽子掛けは効果があるのだと思います。また、ハチマキ効果も大きいです。

ハチマキといっても私たちがイメージするやり方のように、ギュッと締めたりはしません。落ちない程度にゆる〜く巻きます。

ハチマキによって、頭の位置がよりよい位置になることが分かりましたが、この作用も咀嚼や噛み合わせに大きく影響しています。

ただ、首回りは繊細なところですので、ヒモの位置やテンションの掛け方に注意を払って、ヒモを使っている間は目を離さないようにする必要があります。基本は〝とにかく緩く!〟で、これは浜島院長や藤田先生にも再三申し上げていますが、ヒモを着けている時は絶対目を離さないということが大事です。

甲野　なるほど。あと、これはタスキ掛け、臍の周りにヒモという同時のアプローチも非常に有効ですよね。

小関　併用されている方が多いですね。タスキやお腹周りは、体全体のバランスを整えます。その上で、細部のヒモトレをするのが基本となります。

甲野　食べることは、〝自分で生きていこう〟という意欲に繋がることでもありますから、これは多くの人にとって大いに役立つでしょうね。

烏帽子掛けと小顔効果

小関　藤田先生がこのハチマキと烏帽子掛けをするようになって、子どもたちの食事が快適になったのはもちろんですが、食後にヒモを外してみると子どもたちの顔がシュッとしてスッキリしていたそうです！　浮腫(むく)みがとれるのは、滞りが改善され循環が良くなったのだと思います。

「ヒモトレすると小顔効果があるんです」と講座で言おうものなら、参加している女性陣がすぐに顔に巻き始めます（笑）。

それからハチマキだけでも非常に効果的です。これも締めるのではなく、被るような感じで額からクルッと付けます。面白いのは、ハチマキの結び目の位置によって、効果が変わるということですね。

日本でも様々なハチマキの結び方がありますが、これは目的によって違っていたのかもしれないと気付きました。

例えば、結び目を後ろにすると、勉強や仕事に集中したい時に集中しやすくなりますし、結び目を前にすると、お祭りや力仕事をする時のように力を出しやすくなります。テレビの時代劇や歌舞伎でも臥せっているお殿様の頭にハチマキが巻かれていますが、この時の結び目は側頭部にあったりします。

染物の成分が効くということも聞きますが、おそらく、儀礼的な理由以外に、病気が早く治りやすいという確かな感覚があったのだと思います。

ヒモトレのハチマキでは、様々な効果を耳にします。顔面麻痺の軽減、片頭痛が楽になる、寝違えた首が一瞬で楽になる、視界が明るくなる、鼻が通る、誤嚥をしなくなる、顎関節症が楽になる、首や肩コリが軽減する、などなど。確かにこれだけでも相当な変化が起こっていることが分かります。

甲野　烏帽子掛けやハチマキをすると、「カラオケでうまく歌える」と、私の道場の技法研究員である田島大義さんが言っていましたよ。

小関　〝歌がうまくなった〟というよりは、〝発声が良くなった〟のだと思います。この報告を受けて、知り合いの声楽家の方にお伝えしたところ、すぐ試してくださったようで、「これは確かに発声が良くなります！」とお返事をいただきました。

特に大きな発声を行った際、舌が適正な位置に来ることや気道が狭くならないことがよく分かるそうです。是非、カラオケに行ったら皆さんに試してもらいたいですね。

ヒモトレでラクラク介護

甲野　ヒモトレは、介護している先生や、家族の方達にとっても大きな意味がありますよね。介護者の心身の負担がだいぶん、減ると思いますから。

小関　そうですね。甲野先生のところで学ばれた介護福祉士の岡田慎一郎さんは、介護に古武術を応用した〝古武術介護〟で、人を楽に抱き起こす方法をいろいろと編み出されていますが、人を起こしたり、動かしたりするのは、とても大変ですよね。とくに女性の介護士さんは多いですから、お年寄りでも男の人をケアするのは重労働です。

甲野 私の講習会でも介護士や理学療法士といった方達からのご相談は多いですね。とにかく、介護で腰を痛めてしまうんですよ。

普段私たちは、何気なくコップや鉛筆を持っていますが、それらは全身の筋肉の微妙な力加減を経験からくる予測によって成立させています。

紙コップは強く持ちすぎたら潰れてしまうし、鉛筆も折れてしまいますよね。あるいは、引っ越しなどで荷物をリレーするとき、中身が分からない段ボール箱をいきなり渡されると、予想外に重くて落としそうになったり、逆に軽すぎてバランスを崩してしまうようなことは、誰でも経験のあることだと思います。

人間は何か物を動かそうとするとき、その対象物の重さを予測して、その物を動かすのに最適な体の状態を作って準備しています。つまり、そういうときに、人間は、無意識のうちに、物までの距離や物の重さなどを予測して、それに対応できるような身体で臨むわけですね。

介護の場合は相手が人で、しかも多くの場合、アンバランスな状態の人を手助けするので、介護をする人も物を持つ時よりも、予測が立てにくく、体が消耗するのです。

それでも、介護をする人は、何とか介助をしなければならないので、かなり無理な状態で介助を行った結果、体への負荷が蓄積されて、腰痛をはじめ、様々な不調が出てくるのですね。

ですから、そうした無理を重ねていると、介護をする人が、介護の最中、バランスを崩してケガをすることも起きてきているようです。この介護する側の心身のケアも本当に大切だと思います。

小関　先ほどもお話しした養護学校教諭の藤田先生も、ヒモトレ導入時は生徒さんに試す前に、同僚の先生方や生徒さんの親御さん方に理解してもらうことが先決だと考えたんですね。

まずはヒモトレに興味を持ってもらうために、毎日、あえて目立つ赤いヒモでタスキ掛けをして学校に行っていたそうです。

そしたら、生徒さんや同僚の先生方、そして親御さんが、「先生、そのヒモなに?」と興味深そうに訊ねて来られるそうですよ。体感してもらえればその効果は分かりますから、同僚の先生や親御さん達も気に入って、ヒモトレをしてくれるようになったそうです。それから、生徒さんにヒモトレを利用してもらう時は、むしろ周囲から「是非やってあげてください」という感じで、無理なく取り入れることができたそうです。なんの抵抗勢力もなかったみたいですね(笑)。

この持っていき方は素敵ですよね。藤田先生の洞察、客観力には本当に頭が下がりました。

甲野　本当に素晴らしいですね。岡田慎一郎さんが広めている古武術介護もそうですけど、楽で効率的な方法を知ったところで、それが現場に本当に取り入れられるかどうかは別なんですよね。

これは岡田さんから聞いた話ですが、ある先進的な考え方で有名な病院に招かれて、古武術介護の講習会を行ったところ、そうした先進的な取り組みをしている病院ですから、岡田さんの技術を習得し、一番上達したのは、その病院の食事担当のスタッフさん達だったそうですよ。

小関　ありそうな話ですね。

甲野　そうなんですよ。新しい介護技術に素直に関心を示し、それを一番身につけたのが、患者さんの介護に直接は関わっていない厨房スタッフというのは、新しい技術を紹介した時に起こる典型的な現象ですね。

リハビリ担当スタッフなど、本来なら、一番新しい身体運用の技術を必要とし、関心を示すべき役割の人達は、どうしても今まで自分の身体に染み付いた方法が、新しい技術の習得を邪魔してしまうんですね。

私も、スポーツ関係者に武術を応用した新しい技術を紹介すると、現実に有効ですから、一応驚いてはもらえるのですが、何か迷惑そうな顔をされることが、とても多かったですからね。

予想外に有効な方法というのは、しばしば、今まで違う方法でやってきた専門家には、迷惑に思われることも多いですからね。

小関　難しいですよね。ヒモトレもヒモを使いますから、ともすればヒモを締めたり縛ったりして、体を拘束して自由を奪ってしまうことを連想させてしまうので、ジャンルによっては紹介する時は丁寧に説明しないといけないと思います。
藤田先生の素晴らしい紹介方法のおかげで、善通寺養護学校では、一番身近な親御さんやご家族の方々は日常的にヒモをしているそうですが、皆さん本当に体が楽になって喜んでいるそうです。

甲野 ヒモトレは使い方がシンプルなので、ご家族の方もご自分の体で試しながら、お子さんの介護に応用できますよね。介護をする上でも、この関係性は理想なのではないでしょうか。

小関 体の使い方は人それぞれで、体のどこが偏っているか、どこが弱いかも、個人差がありますから、当然、そのコツの掴み方も人それぞれ。
その体の使い方を説明して、誰が担当しても質の高い介護ができるようになる、というのは凄く難しいことだと藤田先生も仰っていました。

甲野 その点、ヒモトレは、ただヒモを巻くだけですから、すごく伝えやすいですよね。武術を応用した介護は、介護する人が楽になる方法ですが、習得するには、ある程度の修練が必要ですから。

ヒモトレはあまりに手順が簡単で、修練も必要ないので、ともすると、本当に有効なのか疑問を持たれることがありますが、その疑問を持っていた人にも試してもらうと、すぐに効果が現れますから、苦笑いをされたこともあります。

ですから、古武術介護とヒモトレを併用すると、凄く有効だと思います。

小関 はい。藤田先生が仰っていたのですが、本当に大変なのは、子ども達が学校を卒業してからだそうです。

先生方の手を離れた後、親御さん、特にお母さんが心身ともに疲れてしまって、親子ともども倒れてしまう場合もあるそうです。それだけ、お母さんの負担が大きい。だから、本当に、介護する側の心身を共に支えるのが必要なんです。微力ながらもヒモトレはその一助になり得るかと考えています。

甲野 そうですか。そういう方々に、ヒモトレと、武術の由来で、今、岡田慎一郎さんや私の長男の甲野陽紀が開発している介護法や身体運用に触れていただくと、かなり参考になるのではないかと思います。

医療現場での活用

小関　ヒモトレはありがたいことに、整体師や介護士の方などの医療の現場でも使っていただいていて、「こんな症例があって、どうなったか」という経過報告をしてくださっているんです。

ある総合病院の整形外科の先生は、症状をしぼり込む初期診断にヒモトレを使ってくださっているんです。

はじめにヒモトレを患者さんに試して、ある程度痛みがなく、腕が上がるようなら、軽い施術ができるし、痛みが引かない場合は、関節に損傷や炎症があるので、それ相応の治療を、という判断ができるそうです。

甲野　そうすると、投薬も抑えられ、医療費も節約できる。また、診療を効率的にできますよね。

小関　はい。また、ある歯医者さんでは、烏帽子巻きにすると噛み合わせがよくなるから、治療前、治療中は患者さんにヒモを巻いてもらっているそうです。

甲野　それぞれの分野で、いい具合に応用していただいているようですね。

心と体は繋がっている

小関　藤田先生の養護学校は、肢体不自由な生徒さんの他に、発達障害や精神障害、適応障害の生徒さんもいらっしゃるそうですが、ヒモトレはそういった精神障害、例えばＰＴＳＤ（Post Traumatic Stress Disorder　心的外傷後ストレス障害）にも効果があるんじゃないかと、いろいろな方と話しているんです。

甲野　ＰＴＳＤというと、戦争や虐待、突然の事故などによって、精神的に大きなショックを受けたことが原因で、記憶がフラッシュバックしてパニック状態になったり、恐怖と苦痛を感じ続けたりする障害のことですよね。

小関　はい。ＰＴＳＤは、精神的にショックを受けた原因、過去のトラウマが呼び起こされて、パニックに陥るという過程があるんですけど、トラウマが呼び起こされるキッカケには、いくつか条件があると思いますが、その一つに、体がトラウマを受けた時と同じ姿勢・運動状態になった時だと思うんですよ。

また、パニックに陥るキッカケは外部条件が揃ったとき、とよく言われていると思います。例えば、爆撃を連想する音が聞こえたり、誰かが何気なく手を上げたりしたときなど、自分の外からの刺激が過去にショックを受けたシーンを連想させて発症するというものです。

ただ、外部の刺激や記憶の問題だけではなく、身体性が深く関わっていると思っています。体の状態がトラウマを受けたときと同じ姿勢・運動状態になったとき、条件反射的に脳内で過去にショックを受けたシーンが再現されてパニックになることもあると思います。つまり体の記憶がその引き金になっているということですね。

そこにヒモを巻くことによって安定した体を作ると、身体的には記憶が呼び起こされる姿勢にはなりにくいので、パニックを引き起こす可能性も低くなるだろうし、もし外部条件が揃って、記憶が呼び戻されそうになったとしても、今までと体の感覚が全然違うから、ショックの出方も違ってくるような気がするんです。

甲野　それは確かにそうでしょうね。体の状況を変えると、不安や恐怖といった感情自体が湧き上がって来ない、あるいは、そういう感情を俯瞰して見られるようになりますから。

例えば、私が講習会でよく紹介している、〝蓮の蕾〟という手指の組み合わせ方一つで、緊張したり、恐怖や不安を感じたりしない体をつくる方法があります。

この技は、私が体験希望者を募り、出て来た人の頭上寸前まで木刀を振り下ろします。すると、首をすくめ、思わず逃げ腰になったりしますが、その人に、この指の組み合わせ方を教えて、その人が教えられた通りの手順で指を組み合わせて立っていると、先ほどと同じように、その人の頭めがけて木刀を振り下ろしても、まるで別人のように平気で立っていられるようになります。この実演には、本人も周囲で見ている人たちも、皆、驚きます。

小関　それは、どうやるのですか?

甲野　手指を組み合わせて、手のひらの中央にある窪み、〝鎮心の急所〟と呼ばれるところ(東洋医学では〝労宮(ろうきゅう)〟と呼ばれる経穴の辺り)を刺激する方法です。

まず、左右両方の手を、それぞれ親指、人差し指、小指を手のひら側に丸くして、

鎮心の急所

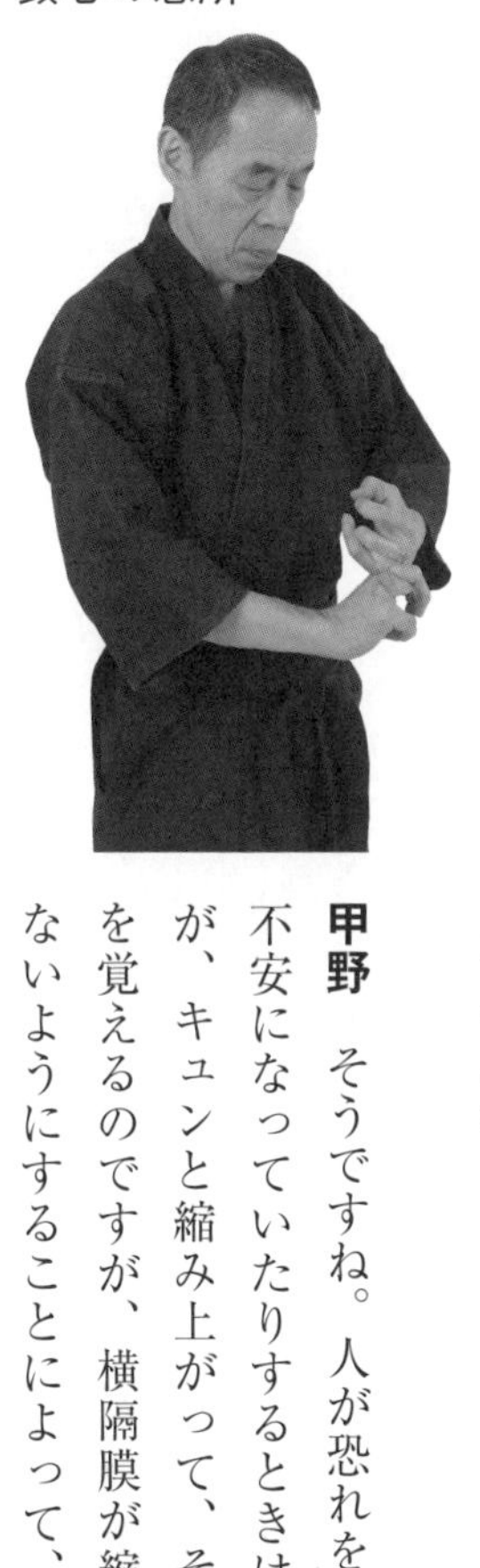

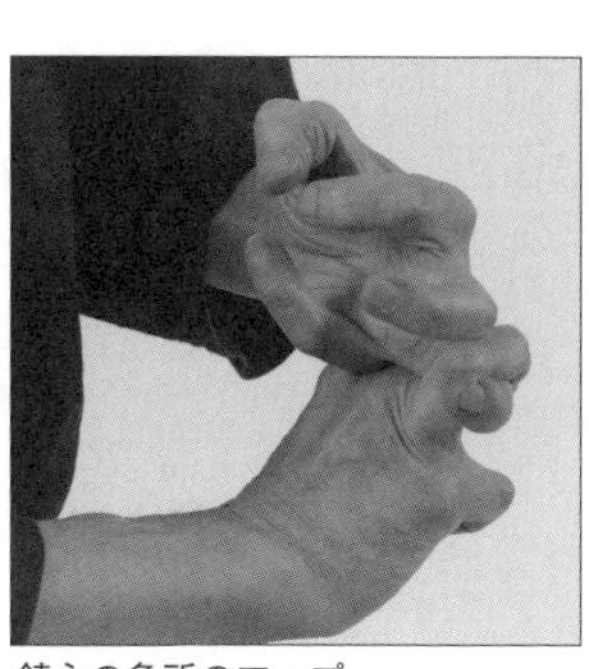

鎮心の急所のアップ

この３本の指先が触れるか触れないかという状態にします。

次に左右両方の手を組み合わせるのですが、それぞれの薬指を指の生え際で絡め、左手は右に、右手は左にと、押し合うようにして、肩を下げます。こうすると横隔膜が上がってこないのです。

小関　横隔膜が下がっていれば、落ち着きますよね。

甲野　そうですね。人が恐れを抱いたり、不安になっていたりするときは、横隔膜が、キュンと縮み上がって、それで恐怖を覚えるのですが、横隔膜が縮み上がらないようにすることによって、怖がろうと思っても、怖がることができないのです。つまり、恐怖という感情は、ただ目で見て、脳が怖いと思おうとしても、横隔膜が縮み上がらないと、恐怖の感情が成立しないようなんですね。

恐怖という感情は、その〝恐い〟という感情が生まれるだけの要素を満たしていないと、恐がろうとしても、恐がることができないわけです。

ですから、多くの人が気が付いていませんが、武術的に体を鍛えるということの非常に重要な理由の一つは、恐怖などの感情をコントロールすることにも役立つからだと思います。

この〝蓮の蕾〟の手を行いながら高い所に立つと、見えている景色は、この手をしていない時と同じなのに、この手をしていると、自分の目の前に広がっている景色がナマな景色というより、巨大なスクリーンに写っている景色を見ているような感じがするんですね。

つまり、視覚的には同じなのに、リアルな感じがなくなるんですね。リアル感には感情が伴うため、そのリアル感がなくなると、恐怖の感情も湧かなくなるんですね。

この恐怖感をコントロールする手指の組み合わせによる〝蓮の蕾〟の効果と似たようなことは、ヒモトレで臍周りにヒモを巻くという、ヒモトレの最もスタンダードな形式にも、ありますね。この事は、高校生のバレーボールなどの競技で体の使い方を指導している、小関さんもよく御存知の小磯接骨院の小磯直樹院長から私に報告がありました。

慣れない部員は、いきなり強烈なスパイクを打たれ、ボールが目の前に飛んでくると、思わず逃げ腰になってしまうそうですが、臍周りにヒモを巻いたところ、巻く前まで顔をそむけていた新入部員がちゃんとボールに向かっていけたそうですから。

小関　人は極度の不安や恐怖を感じると、体のバランスを失ってしまいます。

例えば、自転車に初めて乗る時は、〝転ぶと痛い〟という不安や恐れがあり、うまく乗ることができませんが、コツを掴んで不安や恐れから離れられるようになると、スイスイと進むことができますよね。これは恐怖や不安を克服した結果ですが、これは体力に余裕がある、つまりある程度運動能力がある人を前提にしているんですよ。

ところが、寝たきりの人や、うまく座れなかったり、歩けなかったりする人にとっては、バランスを保とうと意識すること自体、バランスを崩すことに繋がってきます。ですから、ますます不安や恐怖が増長して緊張状態が生まれるので、ケガもしやすくなりますし、日常動作そのものが大変になってしまいますから。

そこで、〝今、この人は何ができるのか〟という段階をちゃんと見分けて、補助するのがお医者さんや先生、介護福祉士の方、作業・理学療法士の方だと思うのですが、難しいのは、どんな運動でも結局のところ、本人の主体性がないとうまくいかないということなんです。

人の能力がよく伸びる時って、必要性にかられた時か、本人がその対象に興味を持っている時じゃないですか。

だから、教える立場の人は、教わる人の主体性をどう引き出し、伸ばしてあげられるかなんですよね。

甲野　直立二足歩行を始めた人間にとって、最も身近で常に潜在的にある危険が転倒ですよね。ですから、立って歩けることは自信になるのですが、そもそも立つ自信がない。だからますます立てなくなるという悪循環にはまって、ドンドン状態を悪くしていっている人も少なくないのではないでしょうか。

その点ヒモトレは、その人の身体に自動的に沿って合わせられるものですから、寝たきりの人にとっても、スポーツ選手にとっても、体の動きの質を変えるために、一番必要な主体性を育てやすいということは言えますよね。

小関 去年のヒモトレ講座に、事故によって脊髄損傷になった70代の女性が参加されました。

講座に来られた時は、事故から約8ヶ月が過ぎていたのですが、事故以来、歩くことはおろか、自力で立つこともできなかったそうで、車イスで来られました。ですから、講座中もヒモトレを座った状態で行ったんですね。

講座の中で、皆さんにヒモをお臍に巻くことを紹介した時に、その方もヒモをお臍に巻かれたのですが、フト〝あれ、立てるかもしれない〟と思ったそうなんです。試しに立ってみたら、立てた。「先生、私、自分で立てました！ 8ヶ月ぶりです！」と本当に嬉しそうに叫んでいらっしゃって。

何しろ、リハビリを汗水たらして頑張っていたそうなんですけど、全く立てる気配がしなかったそうなんです。他の参加者の方もすごく驚いて、その場は拍手喝采。感極まって泣いている人もいました。

その女性が感覚的に〝できる〟と感じて、実際に体が動いたということから、本当の意味で、心と体の両輪が一致した時には、自信という言葉では表現できない確信というか、迷いのなさがあるのだと思いました。

甲野　ああ、そのエピソードは、ヒモトレが単なる気休め的なものではないという印象を鮮烈に私に刻み込んだお話ですね。大変、印象深かったので、私もヒモトレを解説するとき、今でもしばしばそのエピソードを受講者の人たちに話しております。

俳優も注目するヒモトレ

小関　ヒモトレと〝ココロのバランスボード〟は、俳優さんにも使っていただいているんです。

映画やドラマの医療監修をされている内科医の中澤暁雄（あけお）先生は、撮影現場に行った時に、よく体のことを俳優さんから相談されるそうなんですが、医療的な問題でなければ、まずは身体のバランスを整えることをアドバイスされるそうです。

その時に、俳優さん自身のバランスを体感してもらうために、ありがたいことにヒモトレや〝ココロのバランスボード〟を活用してくださってるんです。

例えば、よくドラマや舞台の主役を演じている女優さんが、〝ココロのバランスボード〟の平らな面となだらかな曲面をそれぞれ乗ってみたところ、「あ！　この感覚は、舞台で、すごくいい演技をしている時の感覚と同じです！」と言って、驚かれたそうです。

俳優さんは、本当に良い演技をするために、精神的というか、いいパフォーマンスをしている感覚を追い求められているのだと思うのです。

ただ、〝良い感覚〟は持っているのだけど、どうやってそこに持っていくか、どうやって、そのコンディションにもっていくか、というのはアスリートと同じで、やっぱり難しいんですよね。だから、ヒモトレや〝ココロのバランスボード〟で、最初から、その状態に持って行ってしまおうと思いまして。

甲野　それこそ、〝ここをこうして、あそこをああする〟と考えながら動いていたのでは、とても〝自然〟な動きを生み出すことはできないでしょうからね。

小関　やっぱり、自然ではない動きって、見ていると、違和感を覚えますよね。体を見るだけで、その人の性格もある程度分かってしまいますし。

俳優さんたちって、どれだけ違和感のない、自然な演技をするか、ということを大事にされていると思うんですが、そのために本当にいろいろな取り組みをされていると思います。
また、俳優さんたちって本当にスケジュールが過密で、トレーニングに行く時間も満足に取れないため、ヒモトレや〝ココロのバランスボード〟は、撮影の休憩の合間に、台本を読みながらできると、とても重宝されているそうです。

音が変わる!? 楽器演奏にも効果あり

甲野　私は東京、関西、浜松などで音楽家の方を対象にした講座を開いているのですが、去年（２０１５年）あたりから、ヒモトレを紹介し始めて、今では様々な質問に対して、ヒモトレを提案して解決することが少なくありません。

小関　ありがとうございます。僕も去年の12月、先生の音楽家講座に参加させていただきましたが、先生がピアノ演奏者の方にヒモを巻いて指導したところ、ピアノの音がとても深くなった人が何人もいましたね。

甲野 ピアノを始め、ギターやヴァイオリンなどの弦楽器を演奏される方からは、「指をはやく、滑らかに動かしたいのですが、うまく動かせません」といったご相談が多いです。

これは弦楽器に限らず、他の楽器を演奏する多くの方々の問題でもあるのですが、その問題の多くは、手や腕に力を入れすぎたり肩を詰まらせていることが原因になっていますね。

そこで、ヒモを臍のまわりに巻いたり、タスキ掛けにして、もう一度、演奏してもらうと、演奏者自身も周囲で聴いていた人たちも驚くような音が出ることが、度々あります。

小関 たしかに、ヒモを着けると、指が軽やかに音質も変わっていました。あの時は、50名くらい参加されていましたが、殆どが音楽家の方ですから反応が凄かったです。

臍のまわりや、タスキ掛けの他にも、両腕の付け根のところに緩くヒモを巻くのも効果があるような気がします。

甲野 最近の気付きで意外だったのは、ヴァイオリンの奏者に〝烏帽子掛け〟をしたところ、明らかに効果があったことです。マリンバや三味線奏者の方の手首や肘に短いヒモを結ぶのも有効でした。

ヴァイオリンに烏帽子掛けが有効だったのは、ヴァイオリンは首にかなり負担をかけて演奏しているからだと思います。

小関　先生は、様々な楽器を演奏される方々からの質問に答えられていますが、それは武術という違ったジャンルからの視点で、体そのものを観察できるからですよね。

甲野　そうですね。武術は自分と相手の関係性をどう構築するか、また、いかに対応するかということを学ぶ術でもありますから、武術の体の動かし方や体の見方が、様々なジャンルの方々のご相談に役に立つことが少なからずありますね。

私は、今も言いましたように、武術の身体の使い方を研究してきた立場から、音楽家の方たちの姿勢を、〝音楽の常識〟とは違い、あくまでも、どうしたら、より有効に身体が使えるかという目で見ています。

スポーツ選手のパフォーマンス向上にも

甲野 ところで、現段階で、スポーツ選手に、どういう形でヒモトレを使われているのですか?

小関 バランスレッスンの一環としてやっていますが、ヒモトレは運動以前の体のバランスを整えるもの、つまりスポーツ動作の基盤となる運動ですから、通常の使い方とほぼ変わりません。具体的にはこのようにやってみると分かりやすいかと思います。

1 基本的には何でもよいので、気になる競技動作や基本動作をします。
2 次にヒモをお腹に巻き、同じように動きます。するとヒモがある時とない時のパフォーマンスの違いを感じていただけると思います。
3 そこでヒモを外してもう一度やってみます。

これらを数回繰り返してみても良いですね。徐々にヒモを外した時と、ヒモを着けた時の差が埋まっていきます。あとはコンディショニングをするつもりで、ヒモトレ・

エクササイズを準備体操や柔軟体操などに取り入れてもらえれば、準備体操や柔軟などの質も変わってくると思います。

もう少し具体的な使い方を言えば、ゴルフや野球、テニスなど道具を使う競技などは、ゴルフクラブやバット、ラケットなどを持っている両手首や脚にヒモを巻くという方法もあります。そうすると、道具と体の一体感が出てきます。

それから、卓球やサッカー、バドミントン、バスケットボールなどフットワークが大切な競技であれば、脚にヒモを巻くと、フットワークが速くなり、安定感が増すので、パフォーマンスが変わるだけではなく、ケガの予防や判断力の向上にも繋がります。

甲野　そうやって、ヒモを使って、自分の体が動きすぎたり、動き足りなくなっていた問題点を自覚するというのは、今までにない画期的なトレーニング方法ですね。

小関　それから、〝ことが起こる瞬間にどんなバランス状態になっているか〟というところも大切にしています。

〝ことが起こる瞬間〟を僕たちは、〝インパクト〟と表現していますが、このインパ

脚ヒモを巻いてのテニスのスイング

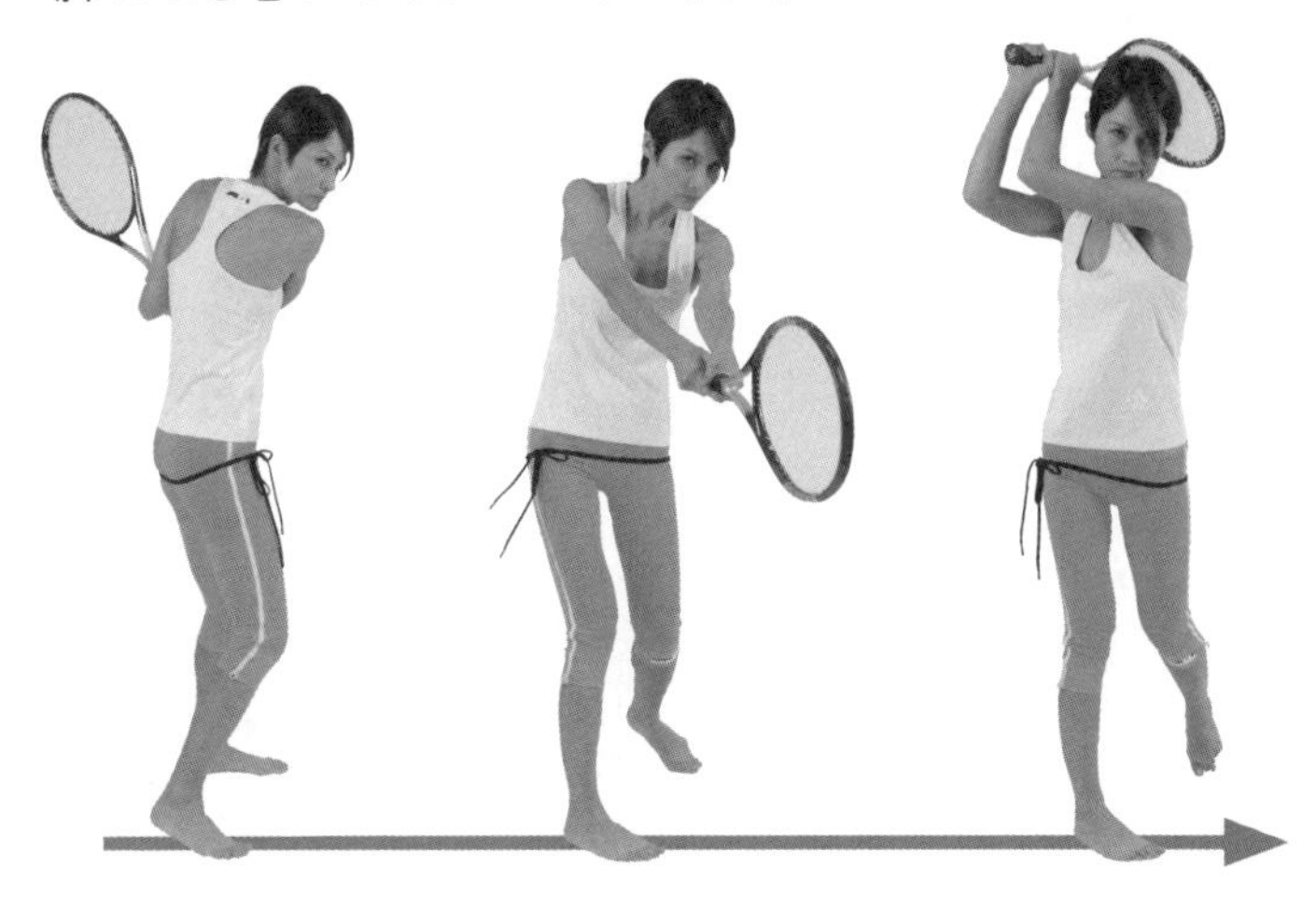

クトに注目するあまり、その前後の動きが雑になっていることがあります。
　例えば、ゴルフでも野球でも、〝ボールを飛ばそう〟とするあまり、振りかぶりすぎて、様々なところに力が入り、大事な瞬間に身体のバランスが崩れていることが多いように思います。
　大事だから力を入れる、大事だから踏ん張ってしまう、〝大事だから大事だから〟と大事にしすぎてしまう気持ちは、本当によく分かりますが、その方向に向かえばパフォーマンスは発揮しにくくなります。そこで、全体のバランスを見る視点があれば、その過不足に気付きやすくなります。
　しかし、部分から全体に視点を切り替

えるのは言葉で言うのは簡単ですが、実践はかなり難しいものです。
ヒモトレはそういう理論よりも、ヒモによって〝体は全体的に繋がっている〟ということをまず先に体感できますから、体の繋がりを感じていくうちに、〝インパクトを迎えるために、その前後の体の状態は、どういう風にしたらいいのか〟という視点も養われてくると思います。

甲野　実際に体感すると、ものの見方も部分に着目するのではなく、もっと広い全体を捉える見方に変化するということですね。

小関　はい。先生は、そういう瞬間（インパクト）における身体の捉え方、身体の在り方を見る視点をお持ちなのだと思います。ですから、相手が即時的なやり取りで決着を付けようとすると、自然と甲野先生が優位になるのだと思います。

甲野　例えば、その重要なインパクトを結果として上手く発揮させられる原理として、〝謙譲の美徳〟という原理があります。
この原理は、松聲館技法研究員の田島大義さんが最初に気付いて、私が名付けたも

謙譲の美徳

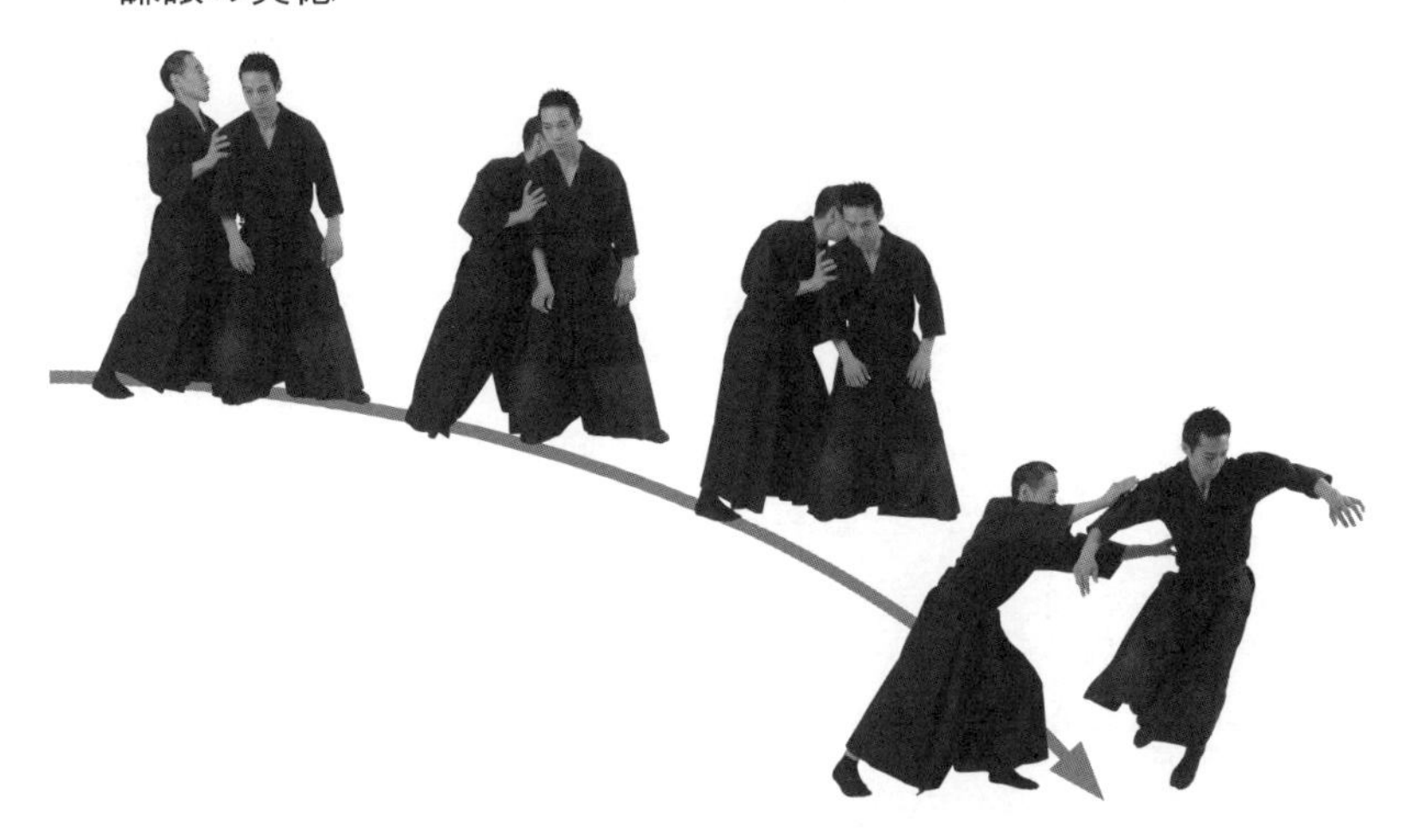

のですが、これは、走っていた乗り物が急停止した時、乗っていた人が前方に放り出される動きを、これから走ろうとした瞬間に後退することで同様な力を生み出そうというものです。この動きは、相手を押しそうになって「おっと失礼」と後ろにさがって、相手にその場を譲るような感じで行うので、こう名づけたのです。

小関 部分から全体を視る力が大事だというお話に関連して言うと、皆さん、「サッカーの、この動きができないんですけど」「バスケットボールのこの動きが……」と、それぞれ自分の競技ジャンルから自分の体を見るんですけど、それ以前のベースの体というものを忘れがち、ということはあるかもしれません。

ベースの体とは、運動以前のバランス感覚がとれている体のことです。甲野先生の仰る〝身体の矩(かね)〟ですね。

そうなると「身体の矩とは……」「感覚とは……」という話になってきますが、これは言葉で説明するのは難しいですよね。体感するしかありません。

体感するといっても、感覚は抽象的で捉えどころのないもののように感じて、どうしたらいいか分からないと思いますが、実はそんなに難しくありません。

大きく分けて〝動きやすい〟と〝動きにくい〟の二つしかありませんから。

だから、〝動きやすい〟〝動きにくい〟という単純な体のシグナルから、見直していけば、体の動きの質も変わってきますし、インパクトのパフォーマンスも変わってきます。


ただ、スポーツ選手の場合は、記録、対戦相手、そして勝ち負けがありますから、感情が伴ったりするわけです。そうすると、〝動きやすい〟〝動きにくい〟というもっともシンプルな感覚を置いてきぼりにしてしまうことが多いんです。

記録、対戦相手、勝ち負け、それにまつわる感情といった、ある種のノイズを消した状態じゃないと、なかなか本来の身体やナチュラルな感覚は見えにくくなってしまいます。

ですから、スポーツ選手に関しては、競技動作そのものよりも、〝動きやすい〟か〝動きにくい〟かを感じるところまで戻ることが大切です。

僕の活動では、そこをバランストレーニングとして提案させてもらっています。

そのための具体的な方法が、ヒモトレや、バランスボードを使った方法ですね。

道具を使わなくても、例えば、

Ａ１　片手を前に出します。この時、肘、手首関節をピンと真っ直ぐに伸ばします。

Ａ２　その状態で他の誰かに腕を引っ張ってもらいます。

そうすると、引っ張る力に体が耐えられないと思います。

次に、

Ｂ１　片手をスッと自然に前に伸ばします。つまり前肘や手首の角度も少し曲がっているはずです。

腕を真っ直ぐピンと伸ばした場合（A1-A2）

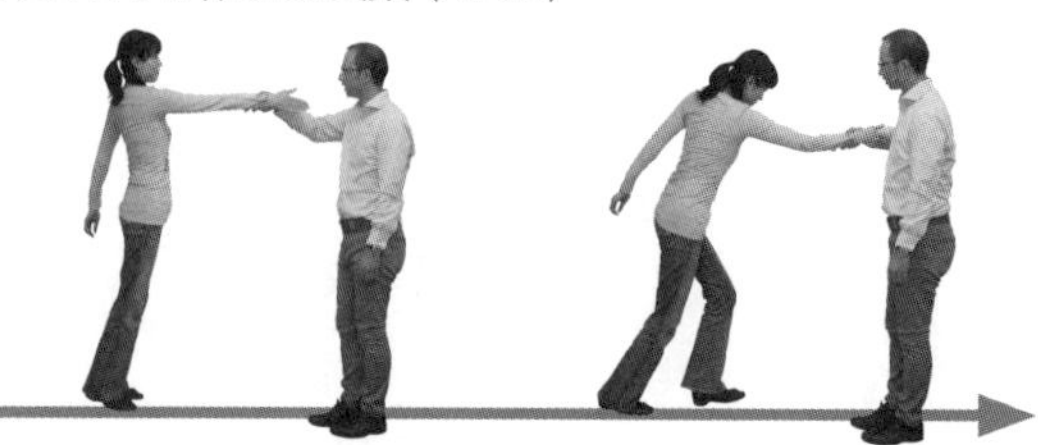

腕を自然に伸ばした場合（B1-B2）

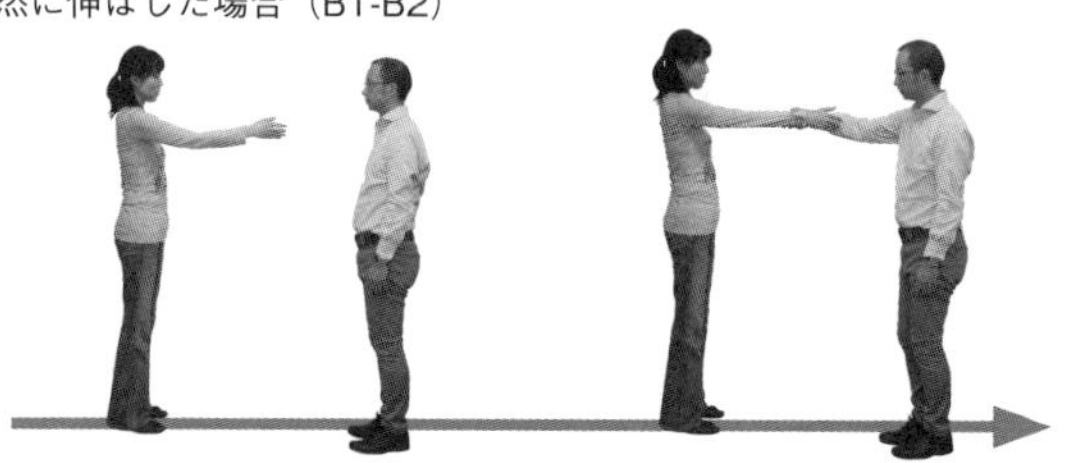

B2　先ほどと同じように引っ張って
もらいます。

今度は、先程より引っ張る力に耐えられると思います。

皆さん、この実験をすると驚かれますね。そして、「自分の動きやすいところで動く方が体には優しいし、パフォーマンス（運動機能）もよくなるんだよ」と説明しています。

そうやって検証していくと、〝このぐらいの感覚の方が、体の反応は、ちゃんと起こるんだな〟というふうに、体の位置関係・距離感とそれに伴う感覚が一致していきます。

がむしゃらに頑張って動きにくいところで耐えるのではなく、動きやすく、バランスが失われない範囲というのも分かってくるんです。

そうすると、体の動きは〝自由なんだけど、自由じゃない〟という二重性を理解できるようになってきます。このあたりは、甲野先生の武術との向き合い方を、垣間見ることができるかもしれません。

この二重性を理解してくると、〝メソッドはこうだったから、こう動かねばならない〟と、頭で考えた体の使い方を体に強要するのではなく、〝この方が走りやすいな〟とか〝この方が疲れないな〟といった体からくる感覚を主体にした運動ができるようになってくるんですね。

甲野　身体に矩ができるということですね。

身体の矩ができていると、理論的に頭で考えると矛盾するようなことも、何故か矛盾なく解決してしまうようなところがありますからね。

私は武術の〝術〟の定義を「矛盾を矛盾のまま矛盾なく取り扱うもの」と言っています。術の妙というのは、普通なら〝あちらを立てればこちらが立たず〟という状況の中で、なぜか〝あちらも立つし、こちらも立つ〟という世界を成立させることを言うのだと思います。
そのためには各段階、段階に応じた身体の矩を作っていく必要があると思うのです。

小関 実際に、多くの人は〝体の基準〟や〝バランス〟が大切と言われても、概念的には理解できても体感としては分かりにくいと思うんです。
そこに、型や形式というものが寄り添ってくるのだと思います。型というのはある種、自分がやりたいことを制約する役目もありますよね。〝自分はここまでやってしまうけど、この型があるからここまで〟みたいな。だから自分の知らない世界や先人たちの叡智を体感することができる。

甲野 専門家というのは、ともすると、自分の専門分野をどんどん研究していくことで、周りが見えなくなってしまい、〝質の転換〟という重要な課題とは無縁な研究を延々とやっていたりしますからね。

小関 そうですね。まさにスポーツでもそこが落とし穴だったりします。
アスリートは、身体感覚が抜群にいいのですが、その中でも野球のイチロー選手は、他の選手にはない、ずば抜けた客観性と素人感覚（リアリティ）を持っている方だと思います。

以前、『小関式 心とカラダのバランス・メソッド』でも紹介した話なんですが、メンタルトレーナーの高畑好秀さんが、イチロー選手から二つのボールを受け取って、「この二つのボールの違いがわかりますか?」と聞かれたそうです。その後、イチロー選手は、「片方のボールは湿っているから、少し重いんです。だから、投げ方からすべて変わってきます」と言ったそうです。

これは、野球選手だけではなく他のトップアスリートと比べても、ずば抜けていると思います。ボールの重さは、感覚的にも〝この重さ〟という記憶がもう染み付いているじゃないですか。ある種の馴れ合いに落ちやすいのですが、常に、その時々の状況を確かめて、〝新鮮さ〟を察知する感覚を持っている。

そういう状態で体を使うと、ケガをしにくくなったり、当然、パフォーマンスも良くなったりします。

結局のところ、抜群のパフォーマンスをするには、体に対しての信頼がなくてはなりません。だからこそ、まずは、〝信頼してみよう〟という試みは必要だと思います。

甲野　〝体に対しての信頼〟とは、いい言葉ですね。

小関　これは運動を行う前の問題ですから、とても重要だと思います。ヒモトレもそうですが、この前提が過程も結果も変えてしまう訳ですから。先ほども、型の話が出ましたが、型や形式は、そこを取り戻すためにもあるのではないかと思うんです。

例えば僕が大きく影響を受けて、学んでいる韓氏意拳があります。韓氏意拳は〝自然〟という概念や働きを中心に置く武術ですが、基礎的な稽古である〝形体訓練〟というものがあります。

そこから何を学ぶかというと、構造や運動軌道だけではなく、動くことで体で起こっている自然な関係性を拡大し体認していきます。それが徐々に体や運動における大きなルールであることが分かってきます。

形体訓練はこの体系のほんの一部ですが、本当に良くできていると未だに感心させられます。

韓氏意拳に触れたことは、僕にとって体への信頼を教えてもらった貴重な経験となっていますが、ヒモトレの〝本来バランスは整っている、整おうとしている〟という考えも、韓氏意拳の教えと、とても重なるところがあると思います。

〝いい感覚〟なんて、ない

小関 時々、陸上の男子棒高跳びの土井翔太選手にアドバイスをしているんですが、出会った頃はランキング外（30位以下）だったんですけど、2014年の日本選手権では5位に、2015年は2位になりました。

甲野 それは凄いですね。

小関 凄いですよね。本人のセンスはもちろんですが、アドバイスするようになったらそれまでのボタンの掛け違いが解消されるようにグングン変化しました。その彼に最初にアドバイスしたのは、まさに型や姿勢、ルーティンのことだったと思います。

最初、構える時に、一生懸命「手はこうして、足はこうやって……」と棒高跳びの姿勢に合わせることをやっていたんですね。その構えは、先人達がいろいろ研究して、〝これがいい〟と思ったものが形になったのだと思うので、それはそれで理にかなっているいると思うんですけど……。

甲野　でも、〝こうあるべき〟ということに、がんじがらめになっていたと。

小関　はい。僕は彼に、「よく考えてみて。その型や形って誰が決めたんだと思う？」という話をしたんですよ。

きっと高く飛んだ人が色々検証した結果、〝棒の持ち方はこう、助走はこう、姿勢はこう〟って実証しながら効率的な位置や形や型、ルーティンになったんだと思うんです。それから、「誰か高く飛んだ人が色々考えて、自分の感覚から生まれた位置や効率性みたいなものが、結果的に型や形になっているんじゃないの？　それはそれで新しく始める人にとっては、凄く有効な手引きになるとは思うけど、突き詰めていけばあなたとは違う体やセンスを持っている人が作っているものだよね？　だから、微妙なところは自分の感覚に従わないと、おかしいよね」と彼に話しました。

彼に限らず、他の選手でもよくあることなんですが、〝型とは〟とか〝構えとは〟ということに囚われすぎて、一番大切な自分の体との対話が置いてきぼりになっていたんですね。

型とか方法とか形の捉え方というのが、自分の感覚として捉えられるようになった時に、型の意味や型との距離感、そして捉え方がちょっと分かってくるんじゃないかなと思います。さっきは型の良い点を話しましたが、こちらは問題点ですね（笑）。

甲野　それから、その型というのも、学ぶ人それぞれのレベルにおいて、〝この型、この手順でやるべきであるけれども、そのレベルを越えれば、もうそれはいらない〟ということがあるでしょう。

以前、振武舘の黒田鉄山先生にいろいろお話を伺った時に、昔、鉄山先生の祖父にあたられる黒田泰治先生が、門人があるレベルまできた時に、「そこまでできたから、もうそれは捨てろ」みたいなことを言われたというお話を聞いた覚えがあります。

ここまで来るのに、それは必要な船だったけれど、ここから先は山だから、その船では行けないよ、といった感じですかね。そういう動きの質を変換することで、技がより高いレベルに導かれていくのでしょうね。

小関　韓氏意拳創始者である韓競辰先生のお父様である韓星橋先生も「有了可以了（あればそれでいい）」という言葉で残されているんです。「使ったはしごは捨てなさい」「最初にそれを使って上ってみて、上がった後はもういらないでしょう」と。ですから残された型や形式は、先人たちが積み上げてくれた知恵ですから、安易に崇めるだけではなく意味を深く理解することが結果的に、敬意を表することにもなりますし、その意思を伝えていくことにもなると思います。芭蕉も「古人の跡を求めず、古人の求めしことを求めよ」と言っていますし。

甲野　しかし、型というのは、形とも書く場合もありますし、人によっては型とするか形とするかについて、いろいろとこだわる方がありますから、うかつには扱えない、難しい世界ですよね。

私の武術の一番の盟友である光岡英稔師範（日本韓氏意拳学会会長）の「技はかかるか、かからないかだが、型は成立するかしないかだ」という名言もあるように、優れた型を本質的に理解するということは、非常に難しいことだと思います。

ですから、現代剣道の日本剣道形のように、いろいろな事情に配慮していくつかの流儀から、その流儀の代表的な〝型〟を抜き出して、合わせて作ったようなものは、その〝型〟全体を貫く一つの思想が初めからありませんから、結局、「昇段のときに要るから覚えておかないと」という程度のことになってしまっているのでしょう。しかし、まあ、起倒流（きとうりゅう）の型そのものであったはずの柔道の形も似たようなことになってしまっていますから。試合中心の武道は、どうしてもそうなってしまうのかもしれませんね。

そういう状況になって、それでも無理矢理、「剣道形は学ぶ意味があるんだ」といった特集を剣道雑誌が時々組みますけれど、結局、剣道家が剣道形に、強い必然性を感じていませんから、どうしてもセレモニー的な意味以上に評価されることが難しいのですね。

例えば、剣道形には下段から使うものもありますけど、実際の剣道の地稽古や試合では、下段からの攻防はまず見られないことからも分かります。

ところで、その指導をしていた棒高跳びの土井翔太選手は、その後、どうなりましたか？

小関　型や形式に頼るのではなく、自分の感覚を信頼するようになったことで、彼は、「やるべきことに集中できるようになった」と言っていました。これはとても印象的でしたね。だから他の選手にも、よく言うのですが、体においての〝悪い感覚〟の反対は、〝良い感覚〟ではなく、〝事への集中〟と言っています。

甲野　つまり、何か頭で決めた〝良い〟〝悪い〟に捉われて、〝良いもの〟だけを求めようとしているところから脱したということですね？

小関　はい。もちろん次のステージに行けば、またそこからの葛藤はありますから、脱したとは言えませんが、そういう捉え方をして実践できたのは大きいと思います。

甲野　現在、活躍している第一線のスポーツ選手の中でも、異色中の異色が、体操の内村航平選手でしょうね。

内村選手は準備運動をしないそうですし、宙返りをしている最中でも、周りの景色がハッキリと見えるそうですね。これは、内村選手にしかできないことだそうです。

彼は、それぐらい抜群の身体能力を持った選手ですが、幼い頃から宙返り等をすることが大好きで、好きなだけ宙返りをして、疲れたらそのままトランポリンの上で寝てしまうほど、こうした動きをやり続けることが〝当たり前〟だったそうです。

内村選手が抜群の身体能力を持っているのは、〝これが正しい〟〝これが良い〟と教えられて、そのように動こうとする理解力が育つ年齢になる前に、自分の中から湧いて来た興味に突き動かされているようにして、基盤になる体の使い方を自得していったからではないでしょうか。

小関　え！　準備体操しないんですか⁉　それは驚きですね！　でもそれって、体操と日常を切り離していないということも窺えますね。内村選手にとって、日常が体操で体操が日常なんですね。

周りの景色が見えていることについては、NHKの番組で見た記憶があります。〝体操を誰よりも味わっている選手なんだろうな〟と印象を受けたのを覚えています。〝好きこそものの上手なれ〟ではないですが、興味とか好奇心って、主体的で自発的なものですから、それは即、工夫や創造になるのだと思います。

先ほどの棒高跳びの土井選手は典型的に良し悪しの価値観に苦しんでいた一人だと思います。

彼には、付きっきりでアドバイス・指導することはないんですよ。僕は山形だし彼は香川という物理的な距離もありますが、電話で時々研究結果を教えてくれて、また「どうなんですかね」「こうじゃないですか」「ああ、そうか」と、本人がどんどん試していくみたいです。それって興味や好奇心がないとできないし、逆に言えば、それがあれば一人でどんどんできちゃうと思います。面白いですよね（笑）。

甲野　試している時に、自分の感覚にアクセスできているんでしょうね。常に誰かに指示されていれば、言われたことをやることに手一杯になってしまうのかもしれませんね。
それがどれだけ正しいことであってもパフォーマンスには繋がらないと思います。

ヒモトレでスランプ克服

甲野 最初に話されていた女子サッカーの後藤三知選手のように、ヒモを巻いて、体の感覚をリセットして、一から動きを立ち上げる方法も面白いと思います。
そこで思いついたのが、スランプ中の選手にヒモを着けて、あえてもっとスランプ状態にさせるという荒療治です。

小関 確かに、うまくいかなくなった時、問題点だけちまちま解決するより、全部壊してしまって一から組み直した方がいい場合がありますが、それと同じでしょうか。

甲野 〝スランプだ！ どうしよう！〟と思っているところを、もっと感覚的に壊滅させて、訳が分からない状態にすると、全く新しいものが立ち上がってくる可能性がある気がします。

小関　先生は、スランプを経験したことがないそうですね。

甲野　そうですね。私の場合は、自分の技や原理を〝これが正しい〟と一度も思った事がありません。思いついた事も常に、〝仮説〟で、研究していく過程で、その〝仮説〟がどんどん更新されていくのです。

更新というか、変化しすぎて、最初の〝仮説〟とは似ても似つかぬ姿形になっていることもしばしばです。

そもそもスランプは、フトしたことがキッカケで技に迷いが生じた時、何とか従来の感覚を取り戻そうとして、自分にとって良かったと思う過去にすがり、そこから、どんどんドツボに嵌って抜け出せなくなっている場合が多いように思います。

過去の〝いい感覚〟を再現しようとするあまり、〝今〟の体の自然な動きに合わなくなって、余計に変な動きになってしまうパターンの人がほとんどじゃないでしょうか。この場合、頭で思い描いている〝良い感覚〟というのは、1回捨てたほうがいいですね。

小関　甲野先生のその姿勢にはいつも刺激をいただいております。確かにスランプは何かを手離せずに起こることが原因かと思います。常に手放す人、その覚悟がある人にとっては、絶えず本質的な変化をしているわけですから、スランプになりかけたとしても無理なく対応できるのだと思います。

甲野　ここでの〝良い感覚〟は、所詮、頭で考えた実体のない体で、肝心の体の感覚は置いてきぼりになっていますから。

何かうまくいかなかったとき、〝過去はどうだったっけ？〟と振り返る気持ちはとてもよく分かりますが、過去の体は今の体と違います。

生物学的に見ても、体は毎日、細胞が生まれ変わっているわけですから、1日たりとも同じ体はないんです。

今までできていたことが、何かフト自信を失って、いい感覚が消えてできなくなってしまう。そこで焦って、いろいろと良かった時のことを思い出そうとして、体もあちこちがおかしくなってくる。

小関　そのおかしくなったこと自体が問題なのではなく、それを手掛かりに気付いていければいいですね。

甲野 そこで、どう新しい動きを組み立てるかというために、今ある体の感覚を、ひとまず、捨てなければならないわけですね。

その、今ある感覚を得る方法の一つとして、こういう時、どう対処するか。まったくそのことから離れてしまうのも、その一つだと思います。

よく「一日休むと、取り戻すのに三日かかる」などと言いますが、私などは何しろ一人で何でもやっているものですから、原稿の校正やら企画の相談やら、いろいろあって、一日中まったく稽古ができないような日が何日か続くこともあります。

そうすると、かえって感覚が新しくなって、単なる昨日の続きではなく、思いがけないことに気付くこともありますね。

ですから、スランプになったら、思い出したい〝良いとき〟の感覚も何も、ブチ壊してしまうぐらいのことをした方がいいのではないかと……。

例えば、山形で小関さんと講習会をした時に、竹馬のように、ヒモで左手と左足を結んで、反対の右手と右足も同じように結んで歩くということをしましたね。あれなんかは、一度感覚をリセットするにはいいと思いますよ。

小関　あれはまた変な感覚でしたね〜。自転車のハンドルを左右反対に持って運転するような感じです。

甲野　本当に変な感じがするんですよね。竹馬は持ち手と足場が固定されているけれど、ヒモの場合は、手と脚の距離が動くたびに変わりますから。

だから、スランプで同じことを繰り返し練習して思い悩むより、うんと感覚を訳の分からない感じにしておいて、一から感覚を組み立てる方が楽しいと思いますよ。

小関　逆に混乱させるというのは効果的ですよね。多くの選手は、スランプになると、かつて体験した〝いい感覚〟に囚われて、それを更に再現しようとして、現実の自然な体の動きと乖離させてしまっていますから、一回かき混ぜてみることは有効だと思います。

ヒモトレを武術の稽古に使うなら、細ザイルがいい！

小関　ところで先ほどのお話で武術の稽古に、引っ張っても伸びない細ザイルが有効だったとのことですが。

甲野　そうです。今年（２０１６年）３月の初めに、私がヒモトレを武術の稽古の補助として使ってみたところ、ヒモトレ用のヒモよりも固く、引っ張ってもほとんど伸びない細ザイルの方が有効であることに気が付いたのです。

小関　ヒモトレのヒモとしては一般的にはオススメしているものではありませんが、どのように細ザイルを使われたのですか？

甲野　まず、太さ7ミリほどの細ザイルを折り返して60センチぐらいのところで結びます。その結んだ細ザイルの中に左右の手を入れて引き合えば、それが約40センチほどの円の直径となり、この細ザイルが緩まないようにして、左右の手で引っ張り合いつつ、円く動かせば、球体の周囲を撫でるような形になります。

そうすると、未だかつてないほど、その手の動きに導かれた技に威力がありました。

このことに気づいたとき、最初これは両方の手がヒモで結ばれているから、片方の手を、もう片方の手が引っ張って助けているだけではないかと思ったのですが、〝いい機会だから確かめてみよう〟と思って、幅4センチほどの帯を、同じ様な長さのループにして試してみました。

すると、帯を手首に掛けた場合は、両手がスムーズに円を描いて動かせなかったのです。

帯が手首辺りの皮膚に張り付いたような感じで、滑らかに皮膚の上を転がるように動かないので、両手で描く円が歪んでしまうのですね。

小関　ヒモトレ用のヒモはどうでしたか？

甲野　帯よりはスムーズに動きますが、細ザイルほどのスムーズさはありませんでした。
なぜなら、この動きをするには、このヒモトレ用のヒモは少しだけ柔らかすぎるからです。

細ザイルを使った動き

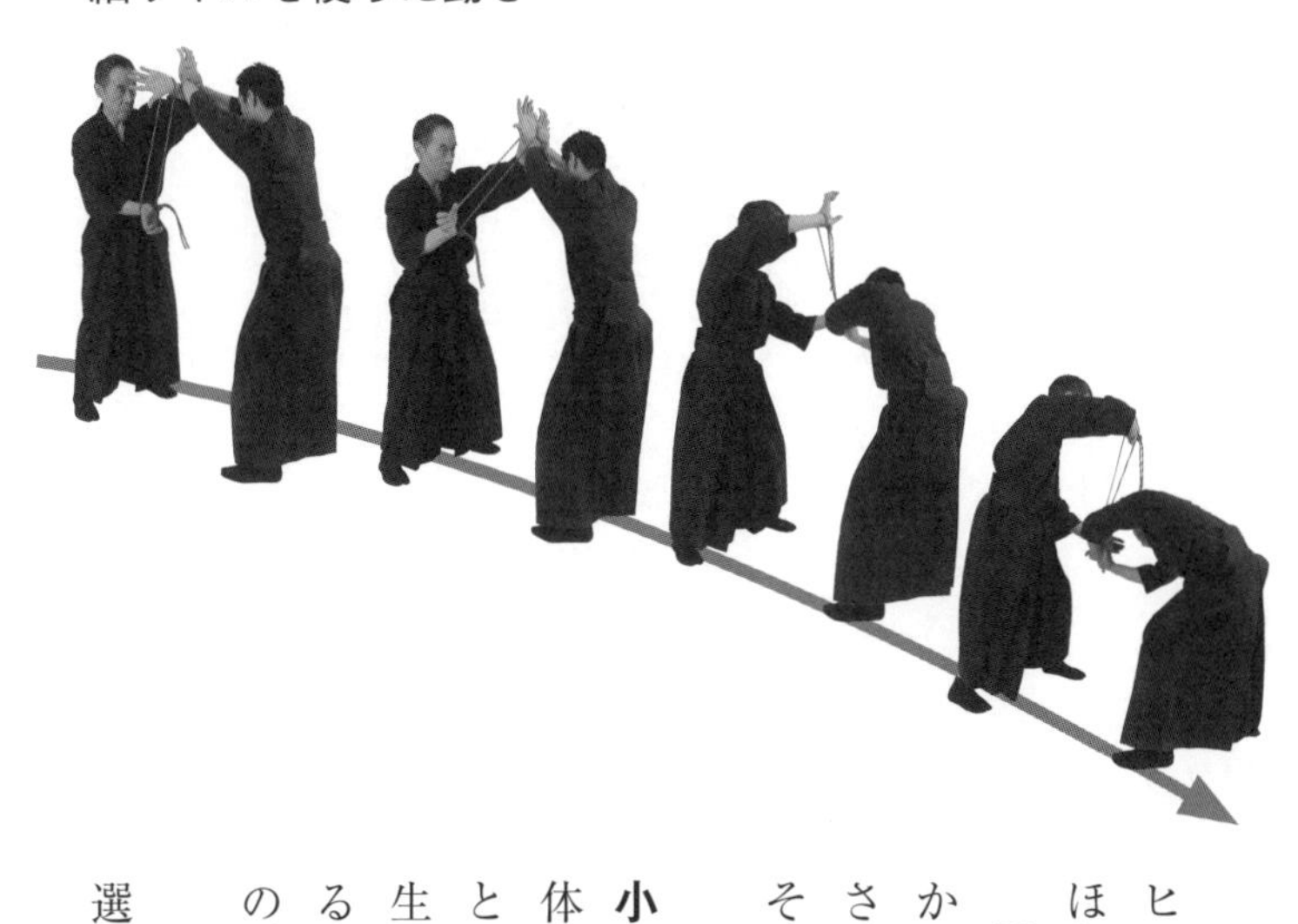

ヒモが引っ張られたとき、若干ですがヒモの形状が平べったくなり、細ザイルほど皮膚の上を転がらない。

細ザイルは直径が7ミリ弱で、芯がしっかり詰まっているため、引っ張っても太さはほとんど変わりませんし、何よりもその円柱状の丸さが変わりません。

小関　ヒモトレ用のヒモは、日常生活で体のバランスを整える程度でしたら、もっとも適している柔らかさなのですが、先生の今の動きのように、相手に技をかける時など、力を出すには強度が足りないのだと思います。

私がアドバイスしていた元日本代表の選手にも、細ザイルを使っていた人がいます。「そのヒモどう？」と聞いたのですが、練習中に使っていても違和感なく使えたそうです。「いい感じですよ」と言っていました。

実は、ヒモトレ専用ヒモも開発の過程でアクリル製のヒモを試作品として使っていた時があったのですが、スポーツ選手の運動強度が高いため、練習で使っていると千切れてしまうので、今の素材に変えたんです。

ヒモトレ専用のヒモはあくまで、日常の動作をメインに、さまざまな動きを包括できるように作られたものなので、大きな力を出すとなると、人によっては、少し強度が弱い場合があるかもしれませんね。

甲野　面白いのは、武術の稽古には細ザイルの方が有効であることに気付いた時に、一気に様々なことが分かり始めたことです。一つは、先ほどお話したヒモトレは、このヒモの太さが重要であるという気付きですね。

そして、もう一つは、私がもう25年も前に発表した〝井桁崩しの原理〟の意味があらためて分かったことです。

小関　〝井桁崩しの原理〟というと、甲野先生にとっての大きな気付きであり、今も様々な技や術理の基となる体の動かし方ですよね。

甲野　そうです。合気道などで相手に技をかける時に「手で円を描くようにして動く」とよく言われていますが、そうすると、つい前腕を円の半径としたワイパー状のヒンジ運動にしてしまいます。

これでは円を描く半径として腕を使うため、円の有効性が発揮されるどころか、効率の悪い梃（てこ）の原理になってしまい、相手（外からの力）に止められやすいのです。

また、このヒンジ運動を立体的に投影すると、円柱状の物が捻れた状態となり、これによっても捻る動きの問題点が自覚されます。

その問題点を自覚し、そこから新たな動きを見つけようとして考え出したのが〝井桁崩しの原理〟です。

〝井桁崩しの原理〟は、外から力が加えられると、平行四辺形が変形するように、向き合った辺が互い違いに動くという、体の動かし方のモデルです。

これは外力に対抗する時、何とか単純なヒンジ運動にならない動きを工夫した結果でした。

そして、その後、円の動きの意味とは、円というより、球の表面をたどって動くよ

井桁崩しの原理

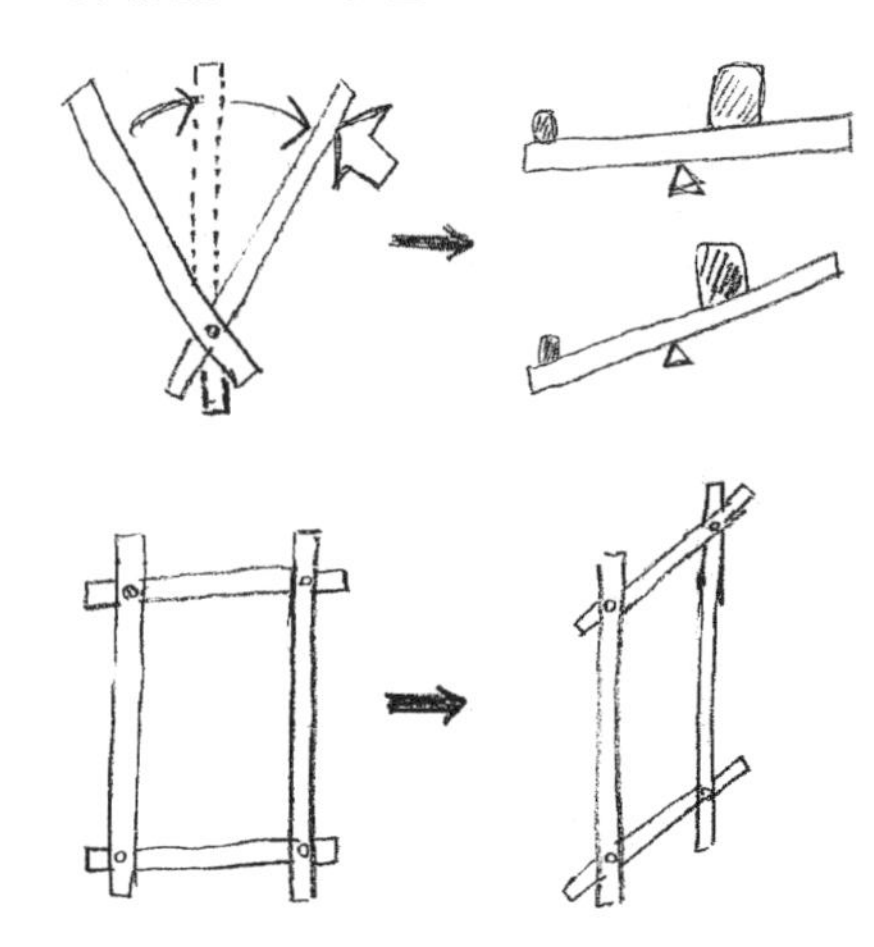

甲野氏による“井桁崩し”の図による解説。左のワイパーのように動くヒンジ運動は支点から離れた所に力が加わると止められやすいことを、右のシーソーの図で解説している。

ヒンジ運動の問題点を克服するため考え出されたのが、井桁（平行四辺形）を基にした“井桁崩しの原理”。力が加わると、向かい合った辺が互い違いに動くことで、単純なシーソー構造のヒンジ運動とは異なる展開とする。

うな動きにこそあり、それはワイパー状のヒンジ運動とは全く違う円の働きそのものの動きだと気が付いたのです。

つまり、コンパスで中心を決め、その半径で円を描くような形で丸さを作るのではなく、撥水性の強いレインコートの上に落ちた水滴がコロコロと丸い球状になって転がるような円の動きを作らなければならないということです。

この時の水滴の球は、水の表面張力で自ずから形成されるわけですが、これと同じように、技として有効な滑らかな円の動きはヒンジ運動的な作用によらず、その丸さが直に形作られなければならないと思ったのです。

そう思ったものの、どうやって自ずか

ら形成される丸い円の動きを作るか、ずっと有効な手がかりがありませんでした。それが今回、ヒモトレによって、思いがけず、自然と形成される円を見つけたのです。

それが先ほどお話した、両手首にループ状にした細ザイルを引っ掛けて、互いに引っ張り合った状態で円を描く方法ですね。そうすると、円の中心を起点とした半径で描く円とは異なり、両手首はその円というか球の表面をなでるように動くダイレクトな円ができます。

このようにして動く円の動きは、先ほどの〝井桁崩しの原理〟のように支点がないので、外からの力に対しても大変止められにくいのです。

つまり、ヒモに導かれた円の動きは、肘などを起点として、前腕が半径となるワイパー状のヒンジ運動ではなく、前腕というか、その手首あたりが円の周辺をめぐる丸い動きそのものになっているからです。

小関　ああ、なるほど。

甲野　そして、その両手首に引っ掛けるループ状のヒモは、先ほど触れたように、引っ張ってテンションをかけても、その丸さが失われない必要があり、その点、細ザイルは好都合なのです。

小関　ご説明を伺うと、確かに滑らかに円を描いて腕が動くという点で、先ほどの先生の動きに応用するとしたら、確かに細ザイルはいいかもしれませんね。

甲野　今、円を描いて使うというお話で突然思い出しましたが、あのジークンドーの創始者で、武術家で映画スターとなった、かのブルース・リーと武術の交換教授をしたことで知られているダン・イノサント師範がヒモトレに感心されたそうです。

小関　え〜‼　本当ですか⁉

甲野　私の講習会などに以前から来られている、アメリカで合気道を指導されている松岡晴夫という方がいらっしゃるのですが、この方が現在、よくダン・イノサント師のところに行かれて、いろいろ話を聞かれたり、技を指導していただいているようなのですが、この方に私がヒモトレの実演をして、いくつか方法をお伝えしたところ、それをダン・イノサント師の前で実演されたとのことで、ダン・イノサント師も大変興味を示されたとのことでした。

小関 それは嬉しいですね。

甲野 まあ、こうしてヒモトレは、どんどん世界中に拡がっていくのではないでしょうか。

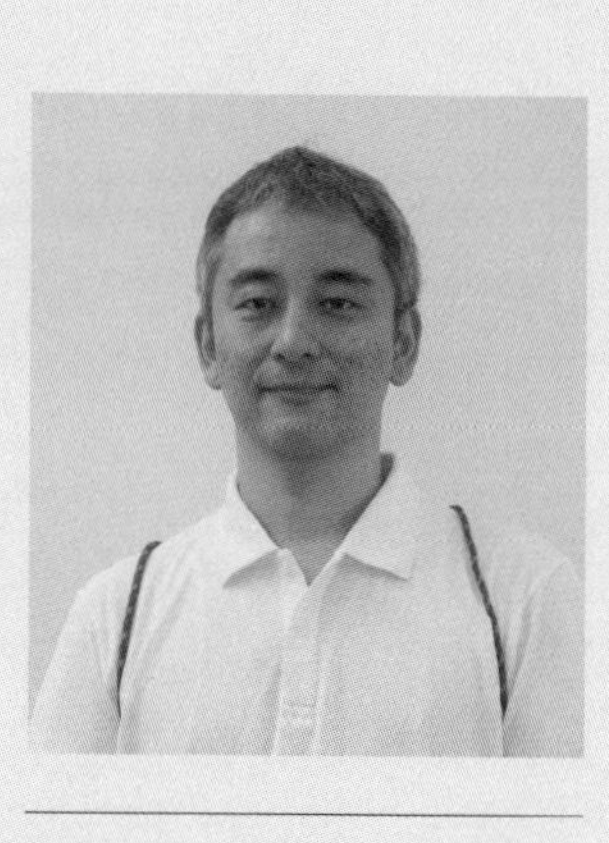

浜島 貫

はましま　とおる

1976年生まれ。埼玉県所沢市在住。浜島治療院院長。公益社団法人埼玉県鍼灸マッサージ師会理事。井穴刺絡頭部刺絡学会理事。個人宅や施設などを回り、鍼灸・マッサージの治療、リハビリのサポートをしている。現在、在宅医療に力を入れており、現場でヒモトレを取り入れている。介護施設などの職員を対象に研修も行う。
●Twitter アカウント：@to_hmsm

僕がヒモトレと出会ったのは、去年（2015）の12月頃ですね。変形性ひざ関節症の女性の自宅で、歩行訓練を手伝う時、その方がいつも使っているサポーターを全て洗ってしまったとのことで、とても不安がっていたんです。

「どうしようかな」と部屋を見渡してみると、和ダンスが目に入り、「あの中に、帯とか腰紐ある？　それを代わりに使ってみようか」と言って、腰紐を腰に巻いてみたんですね。すると、いつものサポーターよりずっと下半身がしっかりして、訓練がスムーズにいきました。

「これは凄い！　誰かこうしたヒモの使い方をまとめていないかな？」と思って、すぐにインターネットで調べてみたんです。それで、ヒモトレのサイトを見つけたわけですね。小関トレーナーのホームページに講座の案内があったので、すぐに連絡して講座に参加させていただきました。

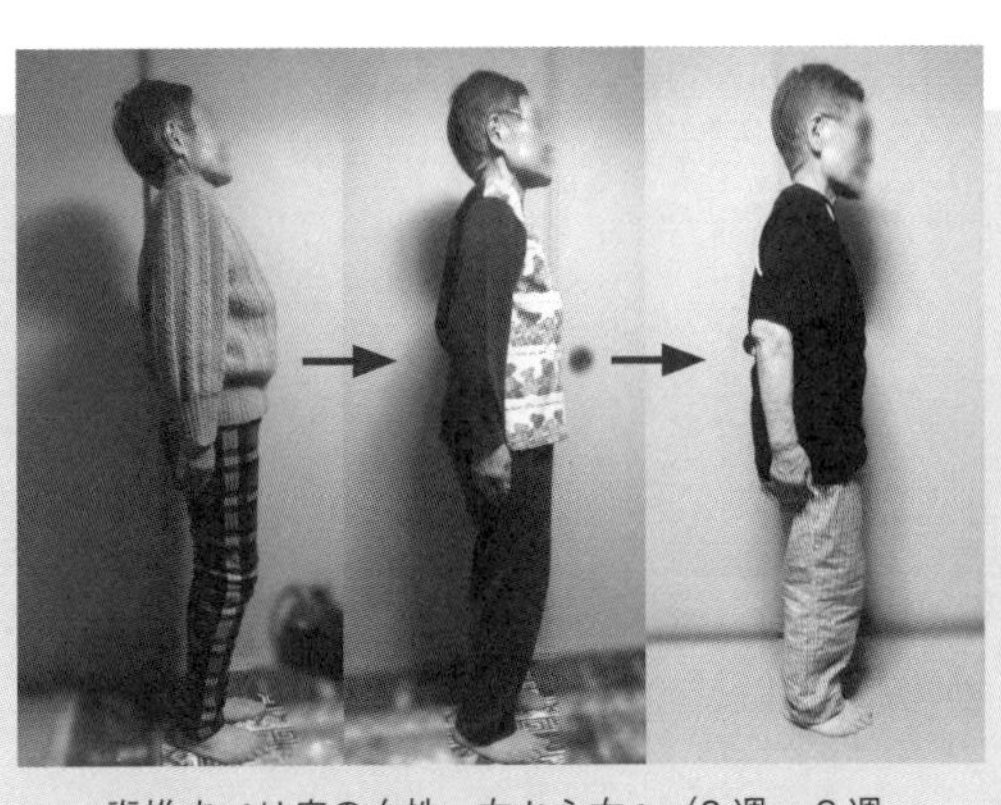

脊椎すべり症の女性。左から右へ（0週→6週→19週）と、ヒモトレを始めてから姿勢が良くなっているのが分かる。（写真提供・浜島貫氏）

ヒモトレでみるみる姿勢が変わった！

講座を受けて、早速、ヒモトレをリハビリや治療に取り入れてみると、その効果に驚きました。例えば、83歳の女性の方は、脊椎すべり症（腰椎がずれることで痛みが発生する症状）で背骨が曲がり、満足に歩くことができませんでした。そこで、ヒモを腰とタスキ掛けにして巻いてみたところ、みるみる姿勢が良くなっていき、ヒモトレを始めてから19週後には、背筋がほぼ真っ直ぐに伸びるようになり、今では1日6000歩以上歩けるようになっています。ヒモを付けていなくても姿勢が綺麗で、ヒモを付けているのか、ヒモを付けていないのか分からないくらいです。

かつては家の近くの美容院に行くのにも、必ず付き添いが必要だったのですが、今ではバスと電車を乗り継いで百貨店で買い物を楽しむまでになっています（笑）。

通常、リハビリで、ここまで姿勢や動きが良くなるのは難しいんですよ。

また、認知症が進んでいる、寝たきりの80代の女性がいました。ベッドから起こすと、目眩がするというので、なかなか起こせなかったのですが、胸にヒモを巻くと目眩をおこさない。そこでヒモを巻いた状態で、まずは座る訓練から始めて、立つ訓練、そして歩く訓練をしました。9週後には、歩いた先のイスに座って写真を撮れるほどになりました。

写真を見るとよく分かるのですが、寝たきりの時と比べると、随分表情が出てくるようになったんです。最初の頃は、こちらの顔を近づけて、体のどこかに触れながら声を掛けないと返事がない状態でしたが、徐々に回復してきて、写真を撮る時にピースサインが出るようになり、遂には一緒に写るために、おじいちゃんを呼ぶようになった。最近は、インターホンが鳴っただけで「誰か来たの？」と反応するようになったそうです。ヒモトレは、体のバランスを整えるだけでなく、精神活動にも変化を及ぼすこともあるんだなと、実感しましたね。

〝看取り〟と思われた方が驚きの蘇り！

他にも、麻痺で片腕を上げることができなかった女性は、ヒモトレで徐々に腕が上がるようになり、萎縮していた三角筋も機能し始めてきました。

また、流動食をすするのみで3ヶ月寝たきりだった80代の女性は、もはや死を待つのみ、〝看取り〟の状態と思われていましたが、ご家族と施設の職員さんと相談して、烏帽子巻きをしてもらったところ、その日から、通常の食事を食べるようになり徐々に回復してきました。そこからは歩くようになり、階段の登り降りもできるようになり……、これには皆が「蘇った！」と驚きました。

リハビリは通常、「残された機能を活かしましょう」ということが前提なのですが、萎縮したと思われた三角筋が動いてきたり、嚥下ができたりすると、その前提が大きく違ってきます。施設の職員さんに、「この方がこんなにできるなんて！」と驚かれることも多いです。

ヒモが、動けていた頃のカラダの記憶を思い出させてくれる？

ヒモトレはなぜ効果があるのか。現場でヒモトレを実践していくうちに、高齢の方は、昔より動けなくなっているものの、思っている以上に動ける身体能力を持っていて、それがヒモトレによって引き出されているのではないか、と思うようになりました。ヒモを巻いて「痛みなく動けた」という体験が、ちゃんと動けていた頃の体の記憶を呼び起こしているのだと思います。

ヒモトレに対して「暗示だ」とか「気のせいじゃないか」という評価も出てくると思うのですが、「痛みなく動ける」ということが暗示にかかることではなくて、むしろ、それまでの「痛くて動かせない」という暗示がなくなるから動かせる、ということではないのでしょうか。

ヒモトレで楽に動けたということは、体に原因があって本当に動かないのではなく、楽に動けるはずの体が何かが原因で、使いきれていなかったということですよね。これは僕たち医療を専門にする者にとって大きなことです。なぜなら、ご自身が日常の中で解決できる問題なのか、医療が介入するべき問題なのかを見極めることができれば、効率の良い治療へ繋がり、医療費の抑制も期待できるからです。

ヒモを巻くこと自体は医療行為ではないので、例えば施設の体操の時間に取り入れて、手の運動だけでもしてもらえれば、専門家は一対一でなければできない立位や歩行の訓練により時間を割けるようになる。つまり、僕たち医療の専門家が関わる時に、より専門性を発揮することができるのです。ヒモトレをして治らなかったものに関して、アセスメントしていける。

最近は、介護施設の職員研修等でもヒモトレを紹介しています。ヒモを腰に巻いておくと、支える力が明らかに強くなりますし、「とても楽だ」と実感してくださっています。腰痛予防の取り組みにも直結しますし、新しい介助の手法を覚えるのではなく、ヒモを巻くだけで今まで通りの仕事が楽になるのですから、導入しやすいですよね。何より、体が整うと転倒による事故を防ぎ、ヒヤリ・ハットを減らす効果も期待できると思います。

ヒモトレはお金がかからないし、安全性が高く、再現性が高いので、試すに越したことはないと思います。まずは、ヒモトレを服を着る感覚で、日常に取り入れていただきたいですね。

第3章

ヒモトレから分かる私たちのカラダ事情

チグハグなカラダ

小関　ヒモトレで沢山の人達のお腹にヒモを巻いてみて改めて気が付いたのは、四肢と体幹の関係が随分とチグハグになっている人が多いということです。

つまり、腕は腕、脚は脚、体幹は体幹という風に、それぞれがばらばらに勝手に機能しているんです。

意識では、AというBという結果からBという結果までをイメージして、ワープすることができますが、体は、その過程を丁寧に歩まなくてはなりませんよね。

けれど、意識通りの体に追いつこう、追いつこうとするあまり、実体としての体には負荷がかかっているのかなと思います。そのギャップが四肢と体幹の分離に繋がっていますね。そうなると、重心の崩れが起こります。重心の崩れは立ち位置の問題でなく、体の協調性の崩れによって生まれると言った方が正確かもしれません。

甲野　その四肢と体幹の関係は、武術における身体運用でも、きわめて重要な問題ですね。つまり、四肢と体幹は、時に密接に整って働かねばなりませんし、時には切り離して使わないといけない。

もちろん、切り離すといっても、奥では関連して働いているわけですが、その微妙さを自然と助けてくれるのが、ヒモという実感はありますね。

こうした際、体の自然な働きに任せて、意識が、そのことにあまり（時にはほとんど）介入しないようにすることも、重要ですよね。

なぜなら、意識はつい勝手に理想的な動きをイメージして作り上げがちですから、それに捉われてしまうと、ますますできる事もできなくなってしまっていたりしますから。

小関　ええ、ですから、イメージとしての体と、実際の体とのズレを修正していく必要があります。この問題は、現代人の問題か元々の人間の問題かは分かりませんが……。

とにかく、ヒモトレや他の何らかの方法で、一回自分の動きを自覚して、手放すことが大切ですね。大体、その人が〝問題だ〟と自覚できていることは、すぐ改善できることが多いんですよ。それでもいいパフォーマンスができないのは、自分が〝良い〟と思っていることが問題だったり、もしくは自分が気付かずにやっていることが問題だったりするわけです。

本来の練習や稽古の目的の一つは、そこを自覚していくことですね。

甲野　ヒモトレもヒモを体に巻いていることが身に付いて、身体がその状態を覚えてくると、次にヒモがなくても、いい動きをすることができますからね。

小関　はい。普段、自分がやっている運動、例えば歩くとか、手で何かを掴むとかは、どういう動きをしているかということを気にせずにやっているわけですが、ヒモを巻いたり、外したりして、そこを自覚すると、いい運動や自然な運動をしているときと比べて、〝今の自分の運動はこうだな〟という風に身体全体の関係性を理解することができます。そのときに初めて、次の段階を迎えるような気がします。

それが分かると情報量の多い環境の中でも、しっかり自分の立ち位置や身体性を把握できるようになると思います。

空間の中で体をとらえる

小関　〝空気感〟とか〝雰囲気〟ってありますよね。これは運動や身体を知ることにおいて、とても大切だと思うんです。

皆さん、空気感や雰囲気というのは、日常、仕事、スポーツなどあらゆるシーンで常に感じとっていると思います。例えば、大事な会議や試合などで、緊迫した空気感があれば自然と緊張すると思いますし、カフェや旅館のように和やかな雰囲気があれば、リラックスするでしょう。

つまり、体は、空気感や雰囲気といった周りの空間を感じ取り、その影響を受けているということになります。とすると、体は、肉体そのものだけではなく、周りの空間も含めたもの、と言えると思います。例えば、次のような簡単な実験があります。

（空間を感じる実験１）

１　まず、壁に背中を付けて立ちます（一旦、後頭部や踵も壁に付けます）。

２　そのまま前屈をしてください。

すると、バランスが崩れたり、通常と比べると全く前屈できないことが分かると思います。

空間を感じる実験１

壁に背中を付けた状態から前屈をしようとすると、バランスが崩れ前に踏み出してしまう。

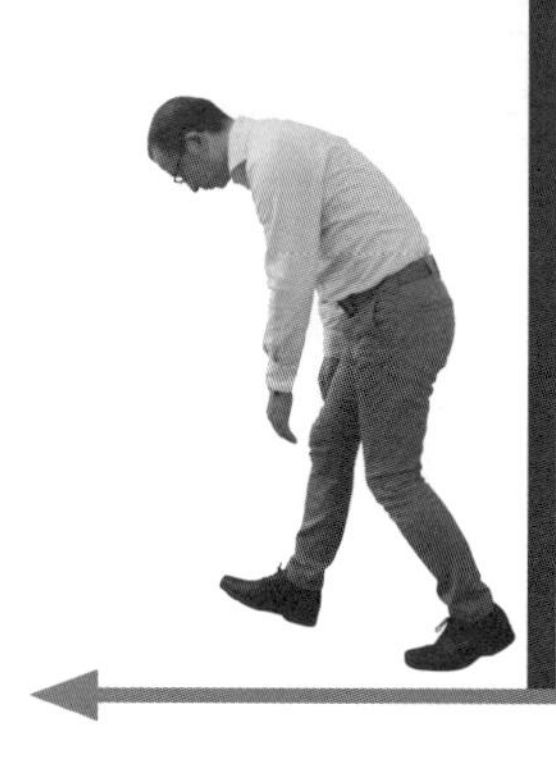
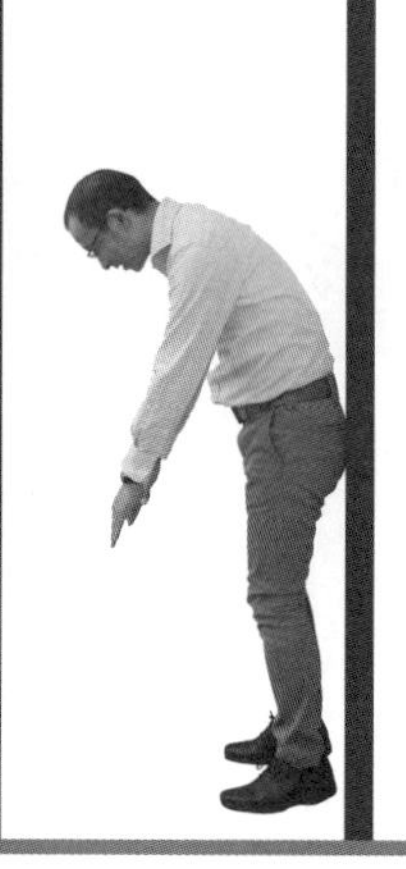
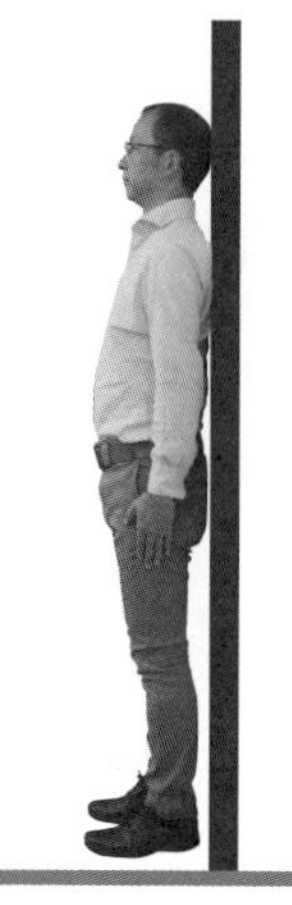

この実験は講座でもよくするのですが、〝どうやったらできるようになるか？〟を知ってもらうためにやっているのではありません。逆に〝できないこと〟を知ってもらうためにやってもらうんです。

当然、壁があるから前屈できないのですが、では、〝なぜ壁があると前屈できないのか？〟ということを皆さんに考えていただきたいのです。

もう一つ例を出します。

（空間を感じる実験２）

１　机にお腹を付けるくらい椅子を寄せて座ります。

２　その状態で、立ってください。

空間を感じる実験２

机に向かって近い距離で座った姿勢から、立ち上がろうとしてもできない。

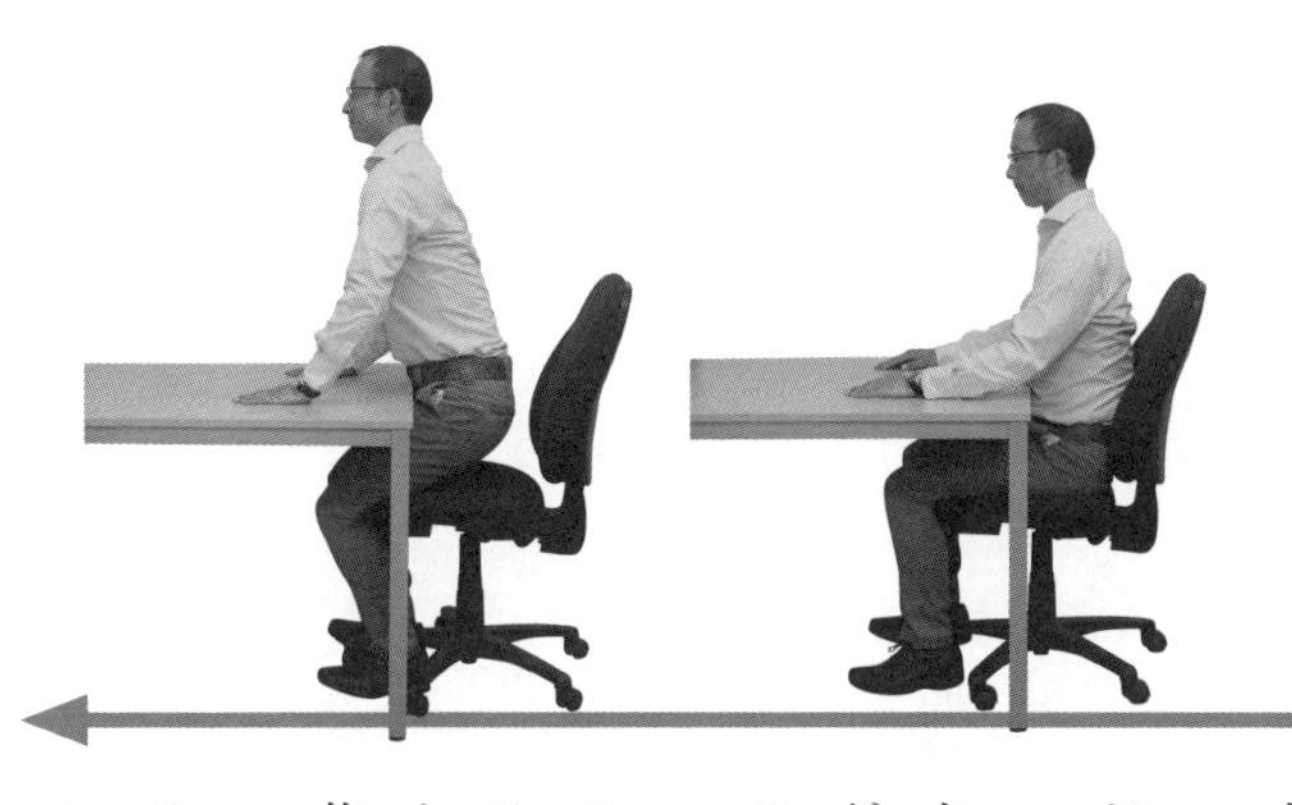

すると、随分立ちにくくなると思います。

そこで無理に立とうすれば、体に無理が生じバランスが崩れます。

こうした実験で、スッと前屈したり、立つことができないのは、その動きの分だけの空間を壁や机によって奪われているからですね。

つまり、僕たちは体を動かす時に、その体を動かすだけの空間を必要としているということです。体に負担なく、効率よく動くための条件は、単に筋力や運動能力の問題だけではないのです。

ちなみに世界で活躍するトップアスリート達にも壁の実験は必ずやってもらいますが、今までできた人はいません。「あれ？　なんで？」ってなります（笑）。

こうした実験を通して、空間や余裕という要素を加えることで、身体能力をより、楽に発揮しやすいことを実感してもらっています。

甲野 その辺りの着目は「さすがに小関バランストレーナー」という感じですね。空間認識は武術でも重要ですが、特に抜刀術、つまり居合いなどで刀を抜く時は、この空間も技を構成する重要な要素だということを実感しますね。しかし、このことには普通はなかなか目が行きませんね。

小関 ある意味、ヒモトレは、この空間の大切さを分かりやすく伝えることができるんです。例えば、両手首にヒモを巻いて動く運動は、ヒモに体を預けることで、左右の腕の関係性が生まれてきます。

普通、〝左右の腕の間〟というのは空間であり、目には見えませんが、ヒモを巻くことによって、〝左右の腕の間のヒモ〟という空間が分かりやすく、目の前に表れてくるんですね。

空間というのは、物と物の関係性の距離のことですから、ヒモという道具を使うことによって、目に見えない物と物の関係性を捉えた体というのを意識しやすくなるのだと思います。それが、言葉では説明できない（ただし、ないわけではない）〝無〟の働きを知ることに繋がると思います。

ですからスポーツなどで相手と競った時、相手の空間や余裕を奪うように行いますが、その前に自分の空間や余裕が失われていないかをよくよく感じておく必要があることが分かってきます。

老子が言っている〝無用の用〟という言葉がありますね。似たことが体にも言えると思います。

つまり、一見、肉体（実体）には関係なさそうな空間という抽象的なものが、体を効率よく機能させるために、非常に重要な要素でもあるのです。

肉体（実体）だけに焦点をあてて、〝良し悪し〟を決めるのは、まったく理にかなっていません。

甲野　老子、荘子の説くところは、灰色だった私の二十代をこれで支えていたようなものですから、かつて何度も読んだところを今でも、ある程度は暗唱できるほどです。今の私自身の武術にもかなり影響を与えていると思います。私が〝正しい〟という言葉が、簡単には出ないというのも、老子や荘子の影響が少なからずあるように思います。〝正しい〟〝正しくない〟は、場合によりますし、その場合というのも流動的です。良いか悪いかも、その時々の状況によりますよね。

また〝良い〟とか〝悪い〟といった相反することではない、同じようなことも、場合によって働きがまったく違います。例えば宮本武蔵の説く、大きく広く視覚で捉える〝観の目〟と、何かを具体的に捉える〝見の目〟の使い方も、同じ視覚でもその働きが違いますよね。

小関　それは、五輪書にある「観の目強く、見の目弱く」ということですね。ある一点を集中して見て立つ（歩く）ことと、一点をしっかり見ながらも周りの景色も視えている状態で立つ（歩く）のとでは、後者の方が安定感は断然違います。これも一つの空間力ですね。

以前、フェンシングの全国区の選手を指導させてもらった時の話です。実際競技では前後の動きしかないのですが、あえて左右の動きに注目してもらったんです。するると、前後の動きの安定感が変わり、スピードも反射神経も良くなりました。これも〝無用の用〟と言ってもいいかもしれません。

ただ私たちは、その関係性を〝見えない〟〝(実体が）無い〟ということで、認識しにくいのですが、実際はその〝無〟の部分が、肉体などの〝有〟と密に関係しているのだと思います。体のことを考える上でも、そういう抽象的な観念は、必要だと思います。

甲野　たしかに、一見無駄と思われる動きをするのとしないのとでは、技が成立するかしないかほどの大きな影響が出ることがありますね。

〝太刀奪り〟という相手に刀を打ち込んできてもらって、これを躱す動きを考えた場合、床を蹴って動くと、どうしても遅くなりますから、床を蹴らない動きが重要なわけですが、この時心得ておくべきことは、とにかく動く行程をより省いて少なくすることではないのです。

例えば〝太刀奪り〟でも上段から真向に打ち込んでくる刀を躱すのにくらべ、斜めというよりも、もっと水平に近い形で、相手が横から薙ぎ払ってくる刀に対応することは、ずっと難しいものです。

そして、この時どうするかというと、横から払ってくる相手の手元に飛び込むしかないのです。そして、この横から払ってくる相手の手元に飛び込む際には、私が〝水面走り（もばし）〟と呼んでいる左右の足の間を広げた独特の走り方の体勢に一度入ってから、相手の手元に飛び込まないと、まず間に合いません。

その理由は、一見無駄と思える両足の間を開いて走ろうとする体勢をとることで、自然と腰が落ち、動きの流れがよくなるからです。

ヒモトレは昔から日本にあった

小関　私は今はヒモトレというメソッドとして紹介していますが、別にこれは新しいものではなく、そもそも、昔から日本人は日常的にこういったもので身体性や精神性を切り替えていたと思うんです。動きに応じた服装や道具を上手に使っていたのではないでしょうか。例えば、着物の帯や、タスキ、脚絆、ハチマキ……。

甲野　前掛けもそうですね。酒屋の前掛は腰の下で締めることによって腰痛を予防していましたから。

日露戦争の日本海海戦で有名になった海軍の秋山真之参謀の、褌（ふんどし）によって丹田を締

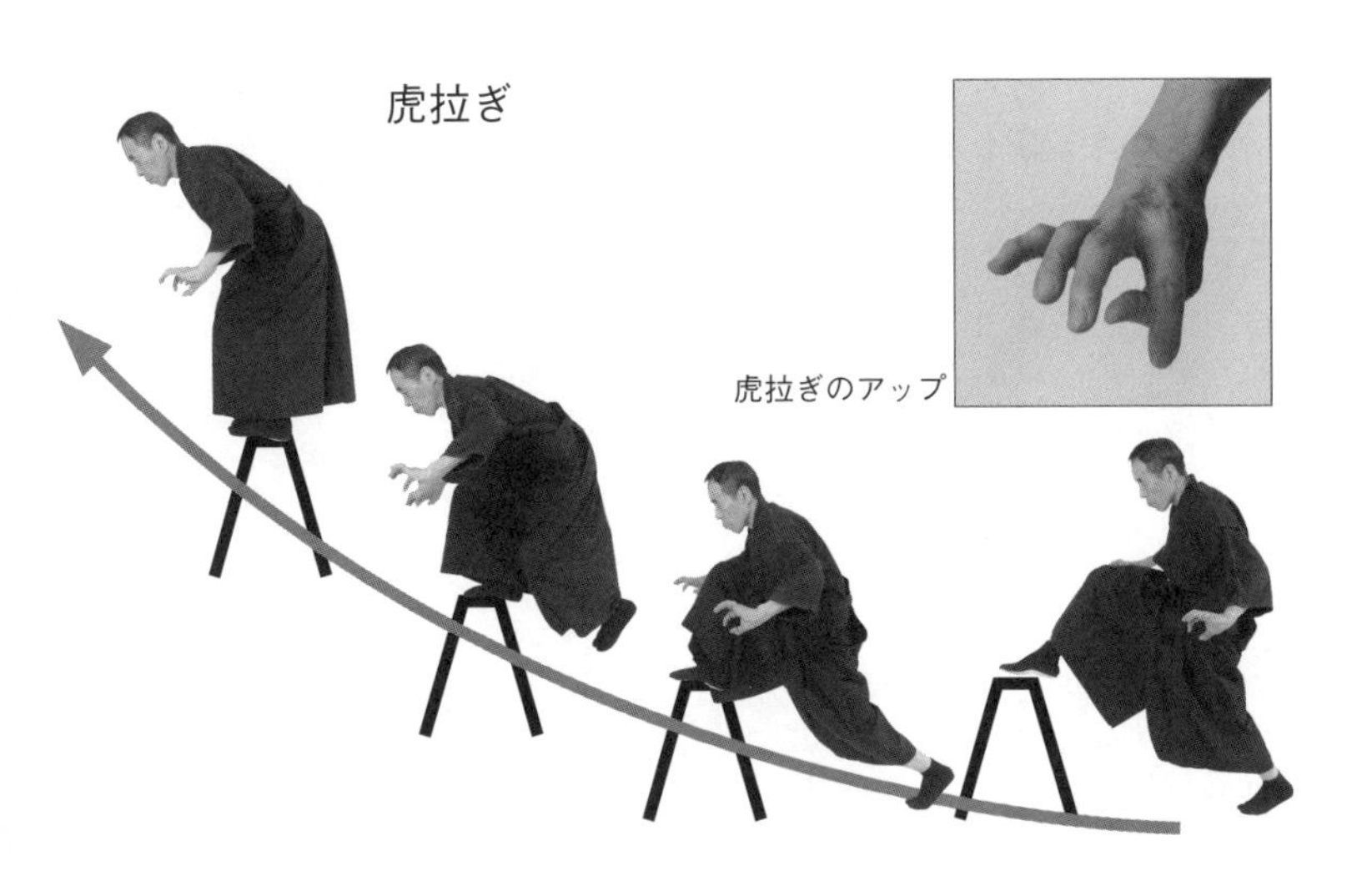
虎拉ぎ

虎拉ぎのアップ

めるという「褌論」があったように、「褌を締めろ」となると、腰間や骨盤、腸骨をグッと帯で締めていましたからね。締めることで、身体性を切り替えていたでしょう。

そういえば、私が考えた〝虎拉ぎ（とらひし）〟という技も、考え方によっては、自分が元々持っている腱や筋肉を、ある種のヒモのように使っているとも言えるかもしれません。

この技は、手指をある特殊な形にして、身体の中の筋肉をキュッと締めることで、高い段差も楽々上がったり降りたりすることができるのですが、このとき、上腕から腰、脚が繋がっている感じがあります。

昔の人は、体のどこかを締めると、体全体が繋がるという感覚が実感としてあったんでしょうね。

実際、ヒモトレのヒモで、タスキ掛けをして腕立て伏せをすると、タスキ掛けをしていない時より、楽にできますよね。これは、臍の高さにヒモを巻く場合よりも、その効果に個人差がありますが、講習会でいろいろな人に試していると、「全然、違いますね！」と大変、驚く方がいます。

小関　タスキ掛けは、昔は掃除や料理をする時に、着物の袖が邪魔にならないようにヒモで袖を留めていたわけですが、袖が邪魔にならないだけではなく、肩の緊張もとれるし、同時に足腰に力が入るようになる効果もあります。このことはヒモトレで実験する過程で分かったことです。

甲野　小関さんの気付かれたヒモトレが画期的なのは、一般的に知られている帯やタスキと違い、径が6ミリほどのヒモであることと、状況にもよりますが、決してそのヒモを締めすぎないことですね。

ただ、今年（２０１６年）の春、奈良県のあるイベントに招かれて講演会があったのですが、そこでライターの近藤夏織子さんから面白い話を聞きました。
近藤さんは奈良県にお住まいで、高齢の方に地域の歴史や昔の生活の聞き取りをされているそうなのですが、その日はイベントの主催者側のお手伝いに来られていました。
その講演会で、例によって、私がヒモトレの説明をしたところ、近藤さんもその話を聞かれていて、後で教えてもらったのですが、この奈良県のある地域では、高齢の方が「ヒモを巻くとシャンとする」という話をされていたそうです。

小関 へー！ それはどういう方が仰っていたのですか？

甲野 奈良県在住、昭和4年生まれの兼業農家の女性だそうです。
近藤さんがこの女性に会いに行くと、その女性が古着を丁寧に作り直した前掛けをされていたので、「とてもお上手に作られていますね、何か効果がありそうですね」と聞いたところ、「これは前掛けとしてではなく、腰にヒモを巻くと、シャキっとするから巻いている」と答えられたそうです。その前掛けも、近藤さん曰く「ヒモも細い幅に裁ったものを手縫いで作られていた」そうです。

小関　ヒモを巻くと、足腰の負担が軽くなるとご存知で巻いていたんですね。

甲野　そうなのです。また、「帯は太くて動きにくかったので、ちゃんとしたところへ出かける時以外は、帯はしなかった。だから、男も女も、いつも前掛けを腰にヒモで巻いてつけていた」と体験談を語ってくださったそうです。

小関　農作業のように全身を使う作業は、確かに帯状のものより、丸ヒモがいいのは間違いないようです。

実は、以前、私の講座に前垂れを持ってきた方がいて、巻いてみたんですが、ヒモトレで現れる反応がなかったんですね。〝もしかしたらヒモが帯状だからかな〟と思っていました。私は効果があると思っていたので、逆に驚きました。

ヒモトレを知って、「そういえば、あの人が、あの場でヒモを巻いていたけど、こんな意味があったとは！」ということは、いくつかあるんですよ。

先日も、スノーボード日本代表トレーナーで、現在はロルフィングを中心に活動されている大友勇太さんから聞いたのですが、彼は学生時代に、電柱を建てるための穴掘りのアルバイトをしたことがあるそうです。

重機が入れない狭いところや地盤の関係で重機が使えないところを、人力で2・5メートルほど掘るらしいのですが、その専門の職人さんがいるんですね。半日から1日かけての作業なのですが、穴を掘る職人さんは必ず、ヒモやバンドのようなものをお尻の下から鼠蹊部にかけて巻くんだそうです。

甲野 それはまた面白いですね。

小関 当時、大友さんはなぜヒモを巻くのか疑問に思いつつも、その職人さんがあまりにも強面で直接は聞けなかったらしいのですが（笑）、ヒモトレを体験した時に合点がいったそうです。

僕も雪国に住んでいるので、雪を掘る作業で穴を掘ることを体験していますが、掘り進めるほど穴は狭くなり、動きも制限されるから非常に大変な作業なんです。

穴掘りの職人さんの場合は、雪よりもっと固い土ですからね。職人さんがヒモを巻いていたのは、身体に負担をかけず、効率的に身体を使うための知恵だったと思います。

自分の可動域が制限されているキツい環境の中で、自分の体を最大限に使えるよう、ヒモで自分の体の環境を作っていたのではないでしょうか。

多分、僕たちが知らないだけで、こういうヒモを使った事例は他にもあちこちで、あると思うんですよ。

甲野　そうでしょうね。

小関　昔は体の使い方をよく分かっていた人がたくさんいましたが、体を固めてしまわないための智慧みたいなものが、普段の生活の中で息づいていたということかもしれませんね。

甲野　普段の生活の中で〝当たり前〟のように息づいていたものは、時が経つと同時に消えてしまうことは多いですね。その理由は、その当時の人にとっては、あまりにも〝当たり前〟だったので、わざわざ記録したりしないからですよね。

小関さんは体にヒモを巻くことをヒモトレというメソッドとしてまとめられましたけれど、このヒモトレという概念を作ってまとめたということは、とても大きな仕事をされたと思いますよ。

それによって、ごく僅かな地域でしか知られていなかったヒモの使用方法や、何気なく使っていたヒモの効果があらためて認識され、多くの人たちに共有されていけば、トレーニングの常識も変わってくるでしょうからね。

小関　ありがとうございます。今もなお、いろいろな方から、「ヒモをこうしたら、こういう効果があった！」という報告をいただきます。創始者とか発案者とか言われると違和感があるのですが、それは、みんなでこのメソッドを開発し、共有している感覚があるからだと思います。

この本のまとめを担当してもらっている、ライターの平尾文さんに「ヒモトレはオープンソースですね」というコメントをもらったんですけど、本当にその通りだと思いました。

ヒモを体に巻くという基本作法があって、そこから、思い掛けない効果が見つかり、どんどん使い方を開発していく。まだまだ知らない使い方がいっぱい、あると思います。

意識しすぎるとできない

小関　ヒモトレエクササイズで、両手首にヒモをかけ、そのまま腕を肩の位置まであげ、上半身を左右にゆっくりひねるというものがあるのですが、何回かひねってみると、左右のどちらかが回しにくいと感じると思います。

体の偏りやクセって、痛みやケガがあって初めて気付くことがありますが、その前に、〝自分の体はどう偏っているのか、固まっているのか〟ということを感じて気付くことが大切です。

甲野　この左右に上半身を振るエクササイズは、ヒモを着けずにやると、〝左右に、しっかり、ひねろう〟という意識が働いて、変にやりすぎたり、逆に、いい加減になったりしますが、ヒモを着けて、ヒモのテンションを保ちながら動くと、そのヒモを張った感覚を基準にできるので、自然とどの程度、動けばいいのかが分かりますね。

小関　意識しすぎることによって、できるものもできない例って、たくさんありますよね。

2011年に、山形の小学校のスポーツ少年団野球部の監督から、「子どもたちに〝走る〟〝投げる〟〝打つ〟を教えてください」と呼ばれたことがあるんです。

僕は野球を本格的にやったことがないので、野球に関する具体的な指導はできないけれど、バランストレーナーとして「こういう感覚や動きでやるといいよ」ということをアドバイスさせていただきました。

〝投げる〟練習に入った時に、監督が「この子をお願いします」と言って、厚いレンズのメガネをかけた小さな男の子を連れて来たんです。「この子は、いくら教えても、うまく投げることができないんです」と監督が僕に小声で伝えてきました。そこで、僕はその子に「ちょっと投げてみて」と言って、ボールを投げさせてみたんです。

その子が投げたのを見て、僕はすぐ分かりました。この子はすごく頭がよくて、言われたことをちゃんとやっている。むしろ忠実にやりすぎているなと感じました。

普通小学3年生くらいだったら、大人から言われたことの10のうち1とか2ぐらいしか頭に残らないじゃないですか（笑）。でも、その加減が、いい意味での〝アドバイス〟として生きてきます。

甲野　その男の子の場合は、言われたことを10やろうとしていたんですね。

小関　そうなんです。言われたことを全部やろうとしたあまり、悪い意味で体が動かなくなってしまっていたんです。

だから、次にその子が投げる前に「僕が〝いいよ〟といったら投げてね」と言いました。どういうことかというと、ボールを投げる時は、投球フォームを作って片足を上げますよね。片足を上げ、重心を移動させると同時にボールを投げると、勢いがボールに乗る訳です。

ところが、彼の中で〝ボールを投げる前に片足を上げる〟ことを行為としてはやってはいたけど、あれこれ考えているうちに形だけになってしまい、体の感覚として結びついていなかったんです。

だから、「僕が〝いいよ〟と言うまで、ちょっと片足立ちしておいて」と言ったんです。

甲野　片足立ちしている時間は、どのくらいだったのですか?

小関　正味1秒か、0・5秒ですね。その待つ時間が彼にとって生きた感覚を取り戻すキッカケになったんです。

そうやって、その子のいつものタイミングじゃなくて、ちょっとだけ待たせて、〝いいよ〟と声をかける。そうしたら、ボールが〝ビュッ！〟と真っ直ぐ綺麗に飛びました。

甲野 監督は驚かれたでしょう？

小関 総勢50名くらいいましたが、チームメイトや保護者の方々も「おお！」とどよめいていましたね。「じゃあ、次にボールを取ってみましょう」ということになりましたが、やっぱり、〝取る〟も一生懸命やろうとして、うまく取ることができなかったんですね。

甲野 今度はどうされたんですか。

小関 ボールをその子に投げる人を用意してもらって、その子には「ボールを取ったら、すぐボールを投げた人の隣に立っている監督に投げるんだよ。すぐだからね！」と念を押すように何度も言っておいたんです。とにかく考える時間を与えないように、むしろ、今まで教えてもらったこと全部、思い出すことができないくらいの勢いで(笑)。そうしたら、彼はボールをパッと取って、スッと監督に投げることができました。

これにも、周りは「おお〜！」と驚いていましたね。

それから3年後にあたる去年の春に、その監督と再会したんですが、「お陰様であの後、その男の子はエースピッチャーになったんです」とご報告いただきました。

僕のしたことがキッカケになったかどうかは分からないですけど、あの時からメキメキと上達したそうなので、ちょっとはお役に立てたかなと。

選手に教えるように付きっきりで教えたわけではないですけど、そのちょっとの触れ合いの中で、その子自身が掴んでくれたんだと思います。

もちろん、彼がそのことを自覚しているかどうかは分かりませんが、とっても嬉しかったですね。


甲野　それはよいお話ですね。いやもう、間違いなく小関さんの指導が大きなキッカケとなって、その少年は変わっていったのだと思います。

以前から思っていますが、小関さんは、その辺りの指導のやり方が抜群ですよね。このセンスの良さは、スポーツの指導者に最も必要なものですが、残念ながら、そうしたセンスを身につけた指導者は、滅多にいないと思います。

やはり、何かを掴むということは、教わって掴めるというものではなく、その周辺の何かを手がかりとして、その人自身が掴んでいくものなのでしょう。

それを、大人が最短距離で正しい方向に変えようとして、〝常識〟とか〝基本〟という言葉を使って、もっともらしいことを言って指導しようとする。

それは、ものを学ぶ上で大事な、自分自身で〝納得する〟〝腑に落ちる〟という機会を奪っているようなものですから、良いことだとは到底思えません。

小関 そうですね。練習をこなすことや、我慢することだけではなく、本人が試したり、工夫したりするという時間があるだけでも、随分違ってくると思います。

甲野 それは全くその通りだと思います。人は腑に落ちなければ、いつまでも疑問が残りますから、特に思春期の中学生や高校生は、時として激しく反抗するのだと思います。

それで思い出しましたが、桐朋高校のバスケットボール部から指導を要請されるようになって、しばらく経ったとき、このバスケ部を指導している先生が、6、7人のバスケ部の部員を私の所に連れて来たことがあるんです。

そこで私は常識的なバスケの動きとはおよそ違った、私なりの方法を実演し、その部員たちにも指導したんです。部員達の誰もが、とても興味深げに私の実演と解説を聞いてくれていたように思います。

そして、その後、かなり月日が経ってから聞いたことなのですが、この6、7人の部員の中に、普段から何かと言うといろいろ理屈を言って、教師を困らせる実に面倒な生徒がいたそうなのです。別に、グレているというわけではなかったようですが、とにかく何かというと理論的に反抗するので、教師の間でも困った生徒として有名だったようです。ところが、その生徒が、この日を境に、その反抗的な態度を止めたそうです。

私は事前に、そういう生徒が混じっているとは全く知らされていませんでしたので、その時は、ただ常識的ではない、私なりの動きの原理をバスケの動きに応用できるようにと実演して解説しただけなのです。もちろんその時も、学校の先生が言うような〝常識的〟な話をせず……むしろ、〝常識〟を覆すようなことを言って、私が工夫した技や動きを実演しながら解説したのですが、そうした様子が、その生徒には、きっと新鮮に映ったのでしょう。

普通、教師は自分の知っていることを教えるわけですが、私の場合は、自分のできる技を行いながら、絶えず、それを壊して次に行きたいと思っていますから、これが〝正しい〟とは決して言わず、常に「これはあくまでも仮の形」で、「もっといい動きがあるに違いない」と教えながらも自問自答して、〝次に行きたい〟と絶えず思っていますから。

子どもは、大人の本音を敏感に感じ取ります。体に染み通る話と染みていかない話は当然ありますよ。私が偉そうに話をしていたら、生徒達も聞く気が起こらなかったでしょう。私は生徒達に教える時も、常に自分の稽古のために解説し、実演しています。

つまり生徒に教えるよりも、私自身の稽古に意識が向いているのですが、そのことが結果として教えている相手の意欲を引き出すようです。

ですから、口やかましく教えれば教えるほど、子どもがダメになっていくことは、よくあると思います。

教えすぎという問題

小関　僕には小学5年生の息子（昊太郎）がいるんですけど、昊太郎が小学校1年生になった時、〝教える〟ということについて考えさせられたことがあるんです。

僕の住んでいる山形県米沢市では小学生になると授業でスキーをします。「1年生になるとスキーの授業があるよ」と息子に言ったら、彼が「やりたい」と言うので、スキー道具一式を買って、近くのスキー場に連れて行きました。最初はもちろん、滑れません。スキーにまず慣れることが必要だから、スキー板を履いて、斜面に対して垂直になって登って（横に進む）、しばらくしたら滑るという練習をしました。

スキー場には初心者コーナーがあって、見ると大人たちが〝ああだ、こうだ〟と、子どもたちに一生懸命滑り方を教えているんですけど、子ども達は一向に滑ることができないんですね。僕も〝最初はボーゲンから教えたらいいのかな〟と思って、試しに自分でボーゲンをやってみたら、僕にとって十数年ぶりのスキーだったこともあって、足がパンパンになるくらい大変でした。〝こんな大変なことを教えるのか、これはちょっと教えられないな〟と思いました。そんな自分が教えたら〝変な癖がつくだけだな〟と感じて、息子にとにかく登って滑る、登って滑るということだけ教え、あとは本人がやりたいようにやらせてみたんです。

慣れてくるともうちょっと高い所に登れるじゃないですか。息子も少しずつ恐怖感がなくなっていったようで、そうなると何かの拍子で右に曲がったりするわけですよ。そこで〝滑る〟〝曲がる〟というコツを本人が掴んだことになります。そうしたら、息子から、左に曲がる時は「こんな感じでやるといいよ」と自分から見せて、いとも簡単に左に曲がるようになりました。それから後は、「リフトで上に行きたい」と言って、あとは転ぶこともほとんどなく、プロコース以外は滑れるようになりました。

結局、初心者コーナーに居たのは1時間くらいでしょうか。

甲野　それは昊太郎君の才能もありますが、小関さんの、つまり身近に接している人間の見守り方が良かったのだと思います。本当は口を出したくてたまらないのに、我慢して見ているのと、子どもを信頼して見守っているのとでは、子どもの取り組み方に大きな違いが出ると思います。

小関　それで見ていて感じたのは、皆、コツを教えすぎなんだなと思ったんです。もちろん、一生懸命教えている結果ですが。

コツというのは、すごく個人的なものですよね。例えば、自転車を乗るにしても、「ハンドルをこうするんだ」とか、「目はこっちを向ける」とか、「とにかく漕ぐんだ」とか、そういうことをそれぞれ教える時に言うじゃないですか。

それは決して嘘ではなく、教える人にとっては本当のことですが、教わる側にとってその道筋や入り口が正解とは限りません。むしろ、それぞれ全く違っていると思うんです。具体的なコツを教えることは、本人にとっての一番大事な動きやコツが行方不明になってしまうと思うのです。

できて初めて、教えてくれた人の〝言っていたことは、こういうことだったんだなぁ〟と、結果的には分かるんですけど、そのコツを掴むまでは分からないし、そこに至る道筋が違う場合がほとんどじゃないかなと。

その人がどうコツを掴むかというのは、ちょっと見守るとか、コツを掴みやすい環境を与えるとか、矯正しないとか、何かそういう程よい距離や幅が必要な気がします。

僕は、スポーツ選手や体の不自由な人に対して体の動き方を伝えるときも、そういう環境を作って、本人にコツを掴んでもらうように考えています。具体的なコツというのは、最初に〝とっかかり〟として敢えて教える場合もありますけど、ありとあらゆる言葉を使って、具体的に説明するものではないと考えています。

甲野　今、小関さんのお話を伺っていて、〝確かにそうだな、あれもそうだし、これもそうだ〟ということが山のように思い浮かびました。

一つは、以前うかがった呉太郎君が小学4年生のとき、初めて自転車に乗れるようになった時のお話です。

補助輪付きの自転車に乗っていた昊太郎君が、近所の昊太郎君よりも年上の友達が補助輪なしの自転車で走り回っているのに憧れて、「補助輪を外して欲しい」とお父さんである小関さんに頼みに来て、小関さんが外して渡すと、数回試してから「コウちゃん、まだ早いな」とつぶやいて、「もう一回つけて」と再度補助輪を取り付けて欲しいと頼んだということでしたね。

この一度外してもらってから少し試して、すぐに「もう一度つけて」と頼んだ昊太郎君は、ここでずいぶん多くのことを学んだのだと思うのです。ですから、その後ほどなく昊太郎君のお母さんの御実家で自転車に乗っている時、フト感じるところがあったのでしょう。そこで昊太郎のおじいちゃんに補助輪を外してもらい、あとはスムーズに自転車に乗れるようになったんでしたね。

小関　そうです。義父は最初ちょっと昊太郎の背中を支える程度は手伝ったようですが、あとは別に転んだりせず、昊太郎は一人で乗れるようになったようです。子どもって自分で〝できそうだな〟という時期がわかるのだと思います。ですから、問題は僕ら親側がそこまで黙って見守っていられるかだと思います。

甲野　そうですね。昊太郎君のエピソードと同じようなことは私の長男の陽紀もありました。

陽紀は、今や身体技法研究者としてあちこちで講習会を開くようになっていますし、私より才能があり、体の使い方や教え方が上手いです。彼がそうなるに至ったのは、私が小さい頃から武術を教えてきたからではありません。それどころか、本格的な武術指導を彼にしたことは一度もありません。陽紀が高校卒業後、国内外の私の講習会にアシスタントとして二年ほど一緒に回ったのが、彼にとっては一番の学びになったようです。ただ、その時も、私が教えているところを観察しながら見ているといった感じでした。しかし、陽紀はその二年間で、ほとんど、ただ見ているだけという状況の中で、かなりのことができるようになったのです。

もちろん、今でも私が行う技のうち、いくつかできないものもあります。例えば、相手から打ち込まれた剣を躱す〝太刀奪り〟はできませんね。

陽紀にやらせようとしたら、それこそ昊太郎君の「まだ早い」じゃないですけど、彼自身が「これは今やる時期じゃない」と言います。つまり、いろいろな要素が育ってきた時に、〝自分はこれを挑戦してみよう〟という思いが自ずから起きてくるのだと思います。

〝まだその時期じゃない〟と思っている時に無理にやっても、できない印象ばかり深くなってしまい、それがかえって進歩の妨げになると実感しているのだと思います。

素人は最初から丁寧に教え、プロは最初からは教えない

甲野　昔の職人が、弟子に最初のうちは雑用ばかりさせて肝心の仕事をさせないというのは、意地悪でそうしているのではなく、実は、最初から挫折感を体験させないということだと思うのです。

つまり、弟子は親方の仕事を観察しながら、〝ああかな、こうかな〟と、感覚の中でシミュレーションをして、これから自分が取り組む仕事に、だんだん興味をもってくるのだと思います。そうしているうちに、自分でも何となくできる感じが湧いてくる。

そうすると、弟子を見る目のある親方は弟子の内に、そうしたできそうな感覚が湧いてきたのを感じ取り、〝ちょっとこれでもやってみるか〟と弟子に声を掛けるのです。そこで初めて、弟子は道具を持ってやってみるわけですが、多少は失敗しても結構スラッとそのことができてしまうことが多いのです。

なぜできてしまうかというと、弟子が親方の仕事を〝ああかな、こうかな〟と見ていると、その体の動きが自分の体にも馴染んできます。ですから、親方の動作がだんだん実感を伴ってきた体では、実際は初めて行うことであっても、感覚的には、かなりもう修練を積んだことになっているからだと思います。ですから、最初から挫折感を味わったりしないで済むのでしょう。

小関　〝挫折感〟ですか。確かに挫折感によって動けなくなる人は多いかもしれませんね。

甲野　全く右も左も分からないうちからやると、弟子は〝わぁ、難しいな〟と思って、無駄な失敗を重ね、挫折感を味わってしまうのでしょう。

ですから、ものを教える際に、素人は最初から丁寧に教え、プロは最初からは教えないという在り方が昔から伝わってきたのだと思います。雑用をさせて、敢えて仕事をやらせないというのは、見取り稽古の大事さを物語っていますね。

身（見）取り稽古のできない環境

小関　手取り足取り教えるのではなく、見て学ぶ、いわゆる見取り稽古って、大切だと思うんですよ。

私の父は屋根や看板を作る建築板金業の社長であり職人です。また、職業訓練学校の先生でもあるのですが、職人をやっている家庭で育った生徒がどれだけ学校の勉強ができなくても、2年遅れとか3年遅れで職人の世界に入ってきても、あっという間に職人をやっていない家庭で育った生徒より、上手になってしまうと言っていました。

甲野　職人である親の姿を見て育った、つまり、見取り稽古をしていたんでしょうね。

小関　実際に職人としての姿を子どもに見せていたのかは分からないですが、生活での何気ない言動や対応の仕方から自然に習得しているんじゃないでしょうか。

それこそ、甲野先生のご長男の陽紀さんも、別に甲野先生は教えていないのに最初からできていたというお話にも繋がるのではないでしょうか。

甲野　そうですね。我々の世代は、子どもの頃、外を歩いているだけで、大工や左官職人など体の使い方が上手い人をたくさん見ることができました。

〝物を運ぶ〟とか〝穴を掘る〟といった仕事一つを取っても、上手な体の使い方をする人が、その辺りにごく普通にいたわけです。

それに比べ、現代の子ども達の環境で一番問題なのは、周囲に体の使い方が上手い大人がいなくなってしまったということでしょうね。

日本で育てば日本語が、アメリカなら英語が自然と喋れるようになりますが、体の使い方もこれと同じで、身近に体を上手に使って仕事をしている大人がいれば、子ども達は自然とそれを見て、器用に体を使うようになりますが、現在では、体の使い方の上手な大人が激減してしまいましたから、体の使い方が自然と身に付く環境ではなくなっていますよね。

普段の生活の中で知らず知らずのうちに、体を〝こうやって使っているんだな〟と子ども達が印象深く見て学ぶ機会がなくなってしまったことが、介護などでも、すぐに体を痛めてしまうなど、体を上手に使えない人たちが大変多くなってしまったことに繋がっているのだろうと思います。

小関　物事や出来事を観察するって、現代人には面倒かもしれませんが、ものすごく大変で大切な能力ですよね。

甲野　ものを観察する能力というのは、本質的に誰にも教わることができない能力ですからね。

例えば、生後まもなく失明して、何十年も経った後、開眼手術をして見えるようになった人で、〝本当に見えるようになって嬉しい〟と思う人は一人もいないそうです。「これはこれで一つの良い体験にはなったけれど、見えなくても全然構わなかった」という人が一番マシな例で、最悪の場合、鬱状態になり、自ら命を断ってしまう人もいるそうですね。

なぜなら、もう完全に暗闇の世界に適応していたのに、そこに視覚という情報が乱入してきて、今までの平穏な世界をかき乱されたからだそうです。

我々のように、視覚が重要な感覚になっている者たちからすれば、この〝見る〟という感覚がないと大変な不便を感じるわけですが、視覚を使いこなすということは、ごく幼い学ぶ能力が驚異的にある時期、つまり、苦労するという意識も存在しないうちに身につけたものなので、それを意識が育ってしまった大人になってから身につけるのは、本当に大変なことなのでしょうね。いや、大変というより最初から見えていた人と同じように見えることは不可能ではないかと思います。

ですから、大人になって開眼手術に成功して、その視覚という感覚に一番適応した人ですら「見えなくて、まったく構わなかった」と言っているのです。おそらく、その人の視覚は、我々が感じているリアル感とはずいぶんかけ離れた感じなのだと思います。つまり、開眼手術を受けた人にとって、新たに入ってきた視覚情報は、ただノイズのようなもので、これを生活に役立つ便利な感覚として使いこなすことは、非常に難しいのだと思います。

ただ、3歳くらいになって事故か何かで失明した人は、かなり見る経験を積んでいたので、失明後、数十年して開眼手術を受けた場合、最初は戸惑っても、かなり普通の人並みの視力を得ることができるようですけどね。

それほど、物が物として見えるようになるというのは、大変なことなのです。「ここに茶碗がある」「山が向こうにある」「木が近くにある」というのは、今も言いましたが、ごく幼い時の、驚異的な学習を経て、そう見えているわけですから。

つまり、ものを見る能力は、その能力が芽生え始めた時に、ある環境の中に置かれていることで自動的に習得されていくわけですね。

ですから、物を見ることや言葉を喋ることができるようになるのと同じように、効率のいい上手な動きというものも、体の使い方の上手い大人が周囲に居ることが重要なのだと思います。しかし、そうした環境がなくなっている今、こうした能力をごく幼いうちにどう育てるかは重要な問題で、本来なら文部科学省が本腰を入れて、この問題と向き合わなければならないと思います。何しろ身体が上手に使えるという事は〝物づくり〟の能力とも深い関係にあると思いますから。

小関　確かに、体を使う仕事自体が少なくなりましたから、自ずと工夫する機会もなくなるのでしょうね。昨年他界した祖母も工夫してなんでも作る人でしたし、父もすごく器用で物を工夫して作る能力にはいつも感心させられます。そして甲野先生も本当に器用でいらっしゃいます。こういった器用な人達に囲まれていること自体、僕は恵まれているのでしょうね。

甲野　我々が子どもの頃は、様々な分野がまだまだ機械化されていませんでしたから、まだそういう体の使い方の上手い職人や職人に限らず、家庭の主婦などでも料理や掃除、洗濯などが上手な人がいるということは、都会でも農山村でも、ごく普通のことでした。戦後の昭和30年代でも、まだそうした人が、数多くいたのですから、それが昭和の初めや、大正、明治の頃など、身の回りにほとんど機械がなかった時代の人たちは、現在とは比較にならないほど、体の使い方が上手い人がたくさんいたと思います。

そういうふうに、体の使い方というのは、言葉と同じように、連綿と継承されてきたわけです。それも、あらためて〝継承〟という言葉を使うまでもなく、そこにいれば自動的に受け継がれてきました。

こうした事実を考えると、現代は体の技術ということに関しては、人類史上、かつてない危機的状況ですよ。〝体をうまく使う〟ということが、本当に今、途絶えつつありますから。

小関　情報はデータや言葉として残し伝えることができますが、一番情報量が多く言葉にならないことは、体感して経験するしかありません。

つまりそういった機会や触れあいの中でしか伝わらないものです。その環境がないのですから、先生が警告されていることが実感として感じられます。

甲野　まあ、スポーツがあまりできないということだけなら、人としてまだ根本的な問題ではありませんが、体を上手に使えるということは、決断力や対応力を育てる上でも重要ですから、こうした事が下手になってきているということは問題ですよね。

それに、若い女性がかつてのような体を使った日常の仕事をしなくなったため、足腰腹辺りが自然と発達する機会がなくなり、お産の際、微弱陣痛で子どもを産み出すことも難しくなるなどということは、人間として本質的な体の有り様が崩れてきていることですから、人が人として存在できるかということに関わる重大問題です。

こうしたことを考えると、本当に文科省は体育というものの重要性が分かっていないと思います。

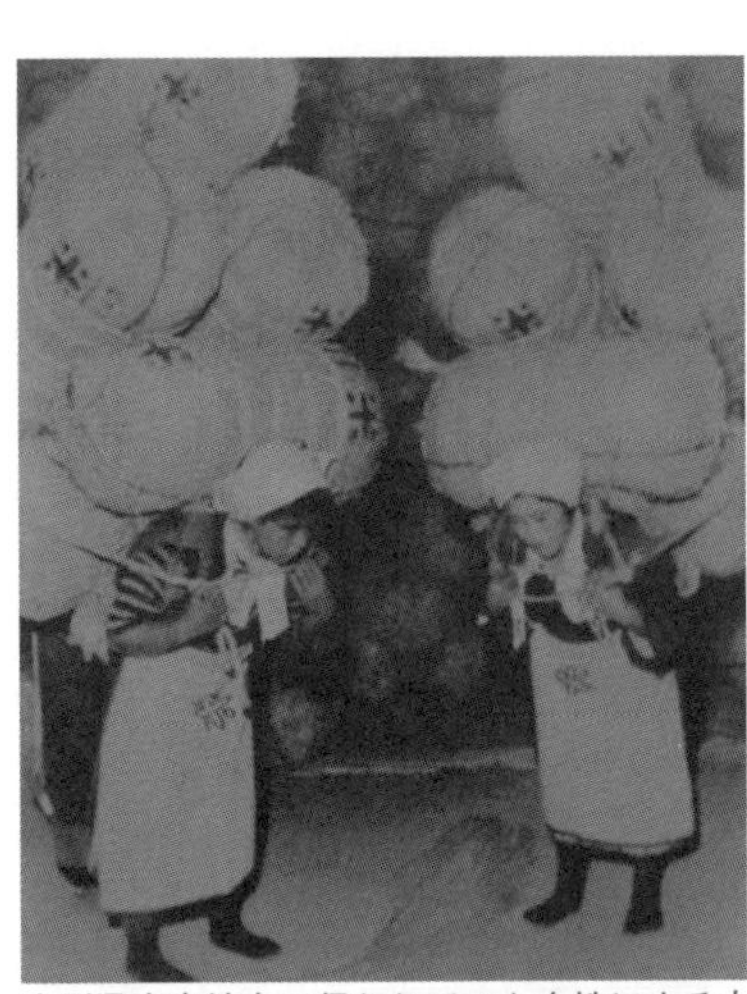
山形県庄内地方で行われていた女性による力比べの様子。写真ではひとつ60キロの俵を五俵背負っている。

小関　そうですね。本当に大切なものは〝当たり前〟のことですが、これが一番分かり難いものですから、だからこそ必要ですね。
上の写真は、山形県酒田市の山居倉庫に飾られているものですが、昔は米俵五俵、つまり約三百キロを背負える女性がいたんですよね。

もっとも、これは当時の力比べの様子ですが、自分も含めて、今の男性でもこれを担げる人はいないのではないでしょうか。

甲野　昔の人の体力というか、身体の使い方は、現代人に比べて、桁違いに上ですよね。この写真と共に最近知られてきている写真は、年代の違った子ども達を五、六人入れた大きな桶を頭の上に乗せて立っている女性の写真ですよね。

子どもの大きさもそれぞれですし、桶の重さも相当ありそうです。それでいて、少しも辛そうではありませんから、凄いことですよね。しかし、昔はこうした人が、そんなに珍しくはなかったのではないでしょうか。

小関　そうなんですよ。普段の生活の中で体全体を工夫して使っていた、というより使わざるをえなかった昔に比べ、今はパソコンの中のデータをいかに処理するのかという思考中心の環境になっていますよね。

だから、物事への対応も〝体をどう動かすのか〟ではなく、〝頭でどう考えるのか〟という工夫に特化しています。

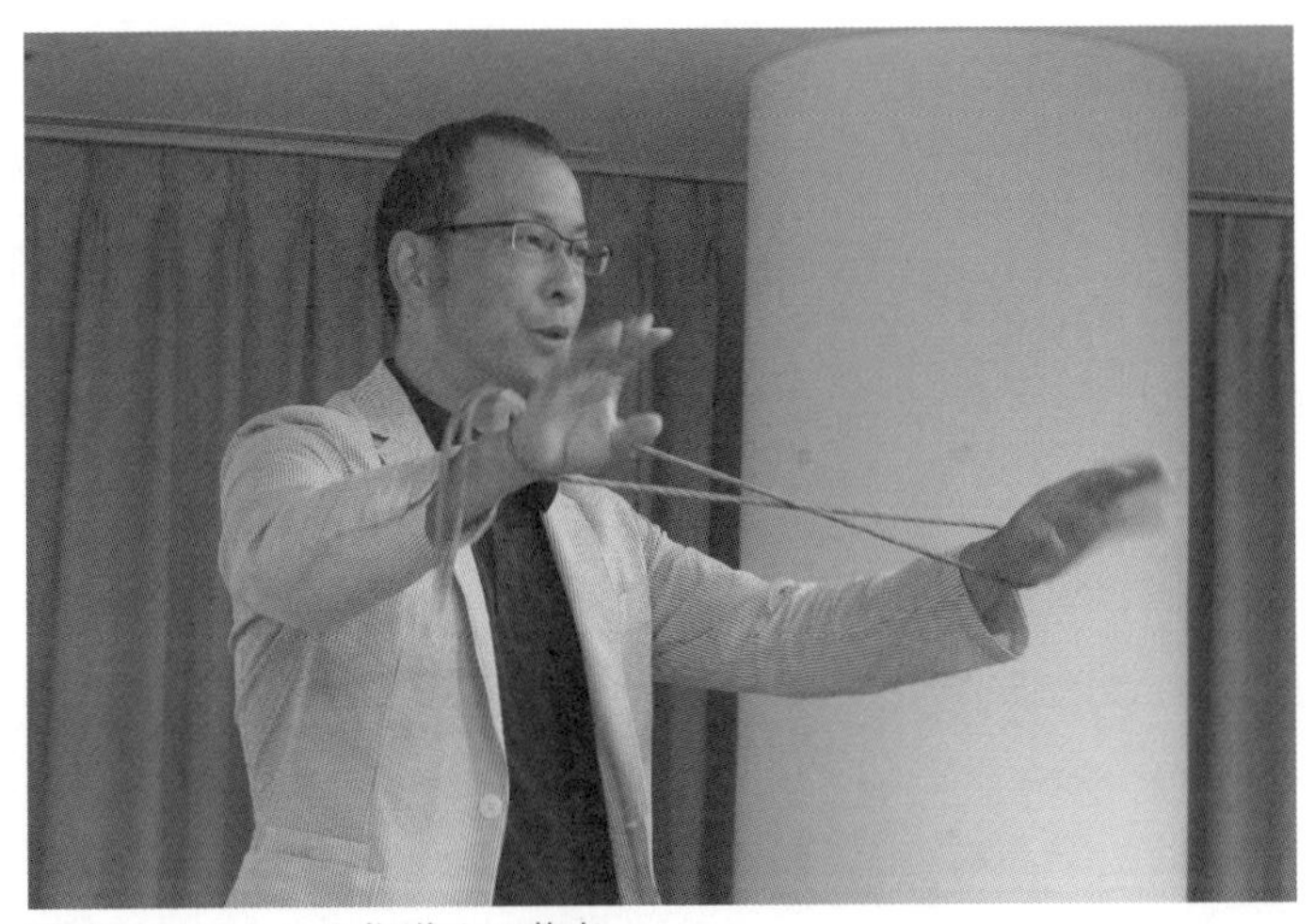
講座でヒモトレを指導する著者。

体の上手い使い方を会得するには、体を動かさざるを得ない環境を求めないと、難しい時代になってきたのかもしれません。現代は心構えより、むしろ体構えが必要ではないでしょうか。

何かを習得する上で、うまくいかない人というのは、目先の結果を優先している……。いわば結果へのアプローチが近いように思います。結果に対して向かっていくのは同じなんですけど、目先の結果を優先するのか、もう少し遠くに結果を置いて、内容を充実させるのかで練習や稽古の在り方も大きく変わるように思います。

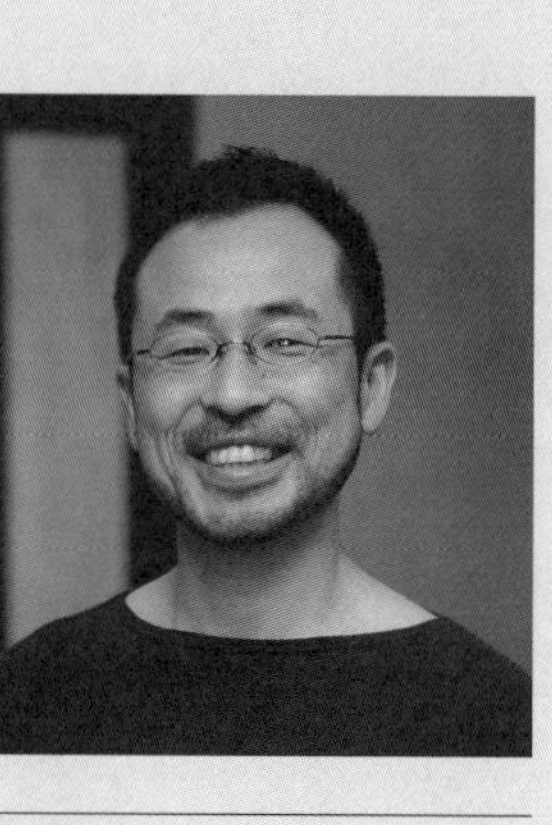

安田政之

やすた　まさゆき

1974年生まれ。福島県出身。広島市在住。整体・和漢方美容YASUTA代表、バランスからだ塾代表。整体師として活動する一方、「小関式バランストレーニング&ヒモトレ」の実践の場として「からだ塾」を夫婦二人で開講。地域の子どもを中心に整体師やトレーナー、アスリート、プロゴルファーなどにも個人指導を行う。
● Web Site : http://yasuta2005.com/

小関先生に出会ったのは震災後に琵琶湖で行われた、「今を生きる人の集い」という講座が初めてでした。そこから私が追いかけ回すような形でお付き合いをさせて頂いて、今は共同研究という形で色々やらせてもらっています。もともとは甲野善紀先生にご指導とご縁を頂いたのが切っ掛けで大変感謝しています。

ヒモトレは初めてお会いしたときに教えて頂いたのですが衝撃的でした。「なんでこんなヒモ一本で変わるんだ！？」という感じで、その当時はまだ今のような専用ヒモはないですから、普通の荷造り用のビニールのヒモだったので余計驚きましたね。それもあって追い回した感じです（笑）。

今、私の整体院では、火・水・木を「バランスからだ塾」ということで、3歳から12歳までの子どもを中心にした「からだ塾」を開講しています。もともとは自分たちの子どもの頃と違って、あまり外遊びの経験がないまま、いきなり学校で体育として競技的な体の使い方を覚えることに違和感があったんですね。つまり、運動のベースになるものがないまま、いきなり応用のスポーツを始めるわけで、「これでいいんだろうか？」と。それで自分に娘ができたときに、学校体育を始める前に、何かその基になる日常的な体の使い方を教えようと思って始めたのが最初です。

そうしたら娘の友達から少しずつ子どもが集まって、始めて4年目の今では塾生が100人になってしまって、自分でもビックリしています（笑）。

ヒモトレで子どもの体と心が変化する

「バランスからだ塾」では、工事現場で使っている単管パイプを使った平均台や、バランスボード、簡単なボルダリングなど、私たちが子どもの頃やっていた塀を登ったり、垣根を越えたりするような遊びができるようにしています。

そのなかでヒモトレは「こんにちは！」と塾に来たら、もう言わなくても「おっちゃん、お腹に（ヒモを）巻いて！」という感じで使っています（笑）。

最初の頃は、平均台が苦手な子に「じゃあ、お腹にヒモを巻いてみようか」という感じで使っていたのですが、その子が上手にできるようになるのを見た他の子が、「なんかあいつパワーアップした！　僕にもヒモ巻いて！」という感じで（笑）。今では標準装備という位置づけですね。

子どもへのヒモトレの効果としてはスッとまず体が安定することが言えますね。それまで平均台の上でフラフラしていた子が、お腹にヒモを巻くだけで全然変わって、本人達も「これ（ヒモ）やると上手くいく」という感じで、何かしら変わることを肌で感じているようです。

面白いのは体に変化があると同時に、心にも変化があることですね。塾で使っている平均台は、4～5センチの丸パイプですから、普通の平らな平均台と違って乗るだけでも結構難しいんですね。そこでヒモをお腹や鉢巻きに巻くと、集中力が続くようで、巻かない場合に比べると全然長く立っていられるんです。またボルダリングで、高いところまで登ったところで怖くて固まってしまっていた子が、ヒモを巻くと、怖がりながらもちゃんと手は動かせて最後まで登りきったりしますね。

またこれは私自身専門的に学んだわけではないのですが、発達障害と言われる子ども達には低緊張といって、筋肉をちゃんと緊張させられない特徴があるそうなんですが、そういった子どもにヒモを巻くとフラフラするのがかなり収まるということもあります。それは親御さんが見ても一目で違っていて「あれ、どうしたの！」と驚かれる方もいます。

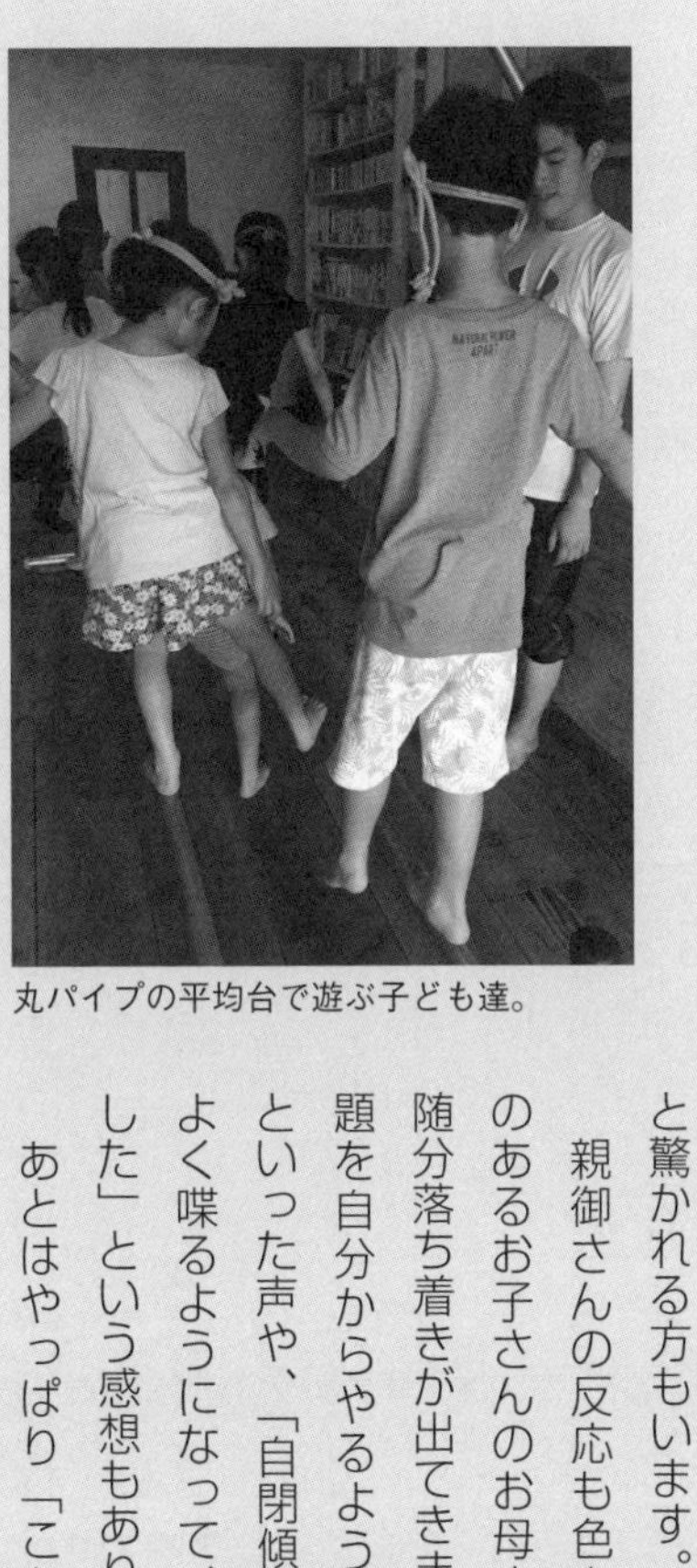
丸パイプの平均台で遊ぶ子ども達。

親御さんの反応も色々で、多動傾向のあるお子さんのお母さんが「この頃随分落ち着きが出てきました」とか「宿題を自分からやるようになりました」といった声や、「自閉傾向があった子がよく喋るようになって、友達が増えました」という感想もありました。

あとはやっぱり「こんな塾、他には

ないよね」と言われることが多いです（笑）。普通の塾や教室は必ず評価が付くんですね。「よその子よりも上手い下手」や、「試合に出られる出られない」とか、それがうちにはないんです。もちろんできる、できないの違いはありますが、他の子との相対的な評価ではなく、その子が「昨日より今日の方が上手くなっている」ということで指導しているので、それが子どもにとって楽しいのかもしれません。

だから学校に行きたがらない日も、「なぜかここ（塾）には行きたがるんです」と親御さんに言われるのかもしれません。

ですから塾を始めた当時は、本格的にスポーツをする前に必要な基礎的な運動感覚を養える場にしたいと思っていたのですが、実際に始めてみたら、体はもちろんですけど、心を整えて日常生活にも関係するようになった感じです。私も不思議で小関先生に訊ねたことがあるのですが、そのときは「カラダが変われば心が変わるのは当たり前じゃないですか」と言われました（笑）。

ヒモトレで運動の出汁をとる

私自身、どうしてヒモでこういうことが起きるのかについては色々考えているのですが、最近思っているのは、「自分の存在をヒモが教えてくれるのではないか？」ということです。これは子どもがということではなくて、大人の我々も自分の存在がどことなく朧気に生きていて、自分の輪郭が分からなくなっている気がするんです。それがヒモを巻くことで何か体から安心感が生まれて、自分の存在を再認識できるのではないか？　と考えています。

今は街を歩くと色々なエクササイズができる教室がありますね。私の願いとしては運動だけではなく、心や人間関係にも大変有効な小関先生のバランストレーニングやヒモトレを学んだ人達が、それぞれの形でより多くの人に伝えていく場を作っていって欲しいと思っています。

私自身はヒモトレは自分の体が元々持っている、「運動の出汁」を取るものだと思っています。その出汁さえ取れれば、後でどんなスポーツをやっても、自分らしい動きで楽しめて、逆にこの出汁がないと、どこか自分ではない無理にやらされている感じがして楽しめないのだと思います。本当に気持ちよく体を動かせると、生き物として嬉しくなるんですよ。それは子ども達を見ていてつくづく思います。

第4章 今のトレーニングを見直す

準備運動やストレッチはいらない

甲野　スポーツをする際に、準備運動やストレッチをすることは本当に問題が多いと思います。

小関　先生は、以前から本などで、運動の前に準備運動は必要ないと仰っていますよね。

甲野　そうですね。ストレッチは、例えば、一日中パソコンの前で作業をしているとか、ずっと同じ姿勢のまま動かなかったときは有効だと思いますし、体の健康維持のためには体を動かさないよりも動かした方が当然いいわけですから、ストレッチ的な運動をやることは問題ないと思います。

でも、何かよりレベルの高い動きをこれからしようとする時は、下手にストレッチをすると、動きの質が落ちますから、うかつにストレッチをするのは考えものですね。なぜなら、感覚が鈍ってしまうからです。

先ほども紹介しました、体操の内村航平選手は本番前に準備運動をしないことで有名です。

内村選手がストレッチやウォーミングアップをしないのは、必要がないからしないのではなくて、しない方がいいからしないのだと思います。彼のように、動きの感覚が分かっている人は、準備運動の必要性を感じたら、当然すると思いますよ。

体の動きというのは、私たちがあたりまえのように日本語を読むのと同じで、反射的に行うもの、いわば体の記憶に沿って行われているものでしょう。

ですから、ストレッチや準備運動をして体を変に伸ばしたりすると、技を行うのに必要な体の記憶を再現するとき、微妙に感覚がズレてしまうのだと思います。

内村選手は、ごく幼いころから宙返りなどが大好きで、とにかく自分の感覚に沿って、動かしたいように体を動かしていたのでしょう。

そのため、内村選手は、体を動かすための極めて自然な感覚を身につけたのだと思います。それで下手に準備運動をすると、その身体の記憶の再現が微妙にズレてしまうことを実感として知っているのでしょう。

小関　先生が「準備運動は必要ない」と仰ると、驚く人も多いのではないでしょうか。

甲野　そうですね。かつて、世界的に有名な振り付け家であるピナ・バウシュ女史が率いるヴッパタール舞踏団が来日公演を行った時、私は招かれて、このヴッパタール舞踏団のダンサーを対象に武術のワークショップを行ったのですが、ワークショップの前にダンサー達と映画を観ていて、その後、私が準備運動をせずに、すぐ動いたことに、ダンサー達はとても驚いていました。

「準備運動もしないで、そんなに動いて、どうして体が壊れないんです？」と質問されました。そこで、私は「皆さん、朝起きて顔を洗うとき、準備運動をしてから顔を洗ったりしますか？」と答えました。

小関　なるほど（笑）。先ほども言いましたが、スポーツ的運動と日常動作を切り分けて捉えてしまっているのでしょうね。

甲野　武術で体を動かすということは、顔を洗ったり、棚にあるものをとったりすることと一緒であるべきです。動こうとする、その瞬間に、体が繋がっていなければなりません。「さあ、顔を洗うぞ。そのためにまずは手を動かして顔を洗うための準備運動を……」なんてやっていたら、すごく演技の下手な役者さんのように不自然な動きになってしまいますよね。

余談ですが、演劇で日常の何気ない動作をするときに、途端にぎこちない動きになるのは、急に体を意識するからですね。体を意識すると、どうしても部分に囚われてしまって、体の繋がりがバラバラになってしまう。

ストレッチの不味さも、部分を意識して、通常の感覚をめちゃくちゃにしてしまうことにあると思います。

ストレッチの問題点について「科学的根拠があるのか」と問われるなら、私の知り合いのスポーツトレーナーで、私との共著『「筋肉」よりも「骨」を使え!』（ディスカヴァー・トゥエンティワン）を出された松村卓氏が、実際にゴルフのスイングで実験した結果で答えられます。

その実験結果というのは、準備運動をしない状態でスイングした場合と、入念にストレッチしてからスイングした場合の、それぞれのクラブを振るスピードを計測した数値です。

それによると、入念にストレッチをしてからクラブを振った時の方が、ストレッチをしない時よりも、スピードが落ちていたそうです。この違いは、体の統合性をストレッチによって失ったからではないかと考えられます。

小関　確か十年以上前、東京大学の先生も研究で発表されていました。静的ストレッチを数分やった直後、筋力の低下がみられて、通常時より最大30パーセントほど低下することもあるそうです。その発表はストレッチ自体を否定している訳ではありませんが、ストレッチを適当にやることに対して警告していましたね。

それに、武術の場合、敵に囲まれた時に、「ちょっと待って！」と言って、準備運動することなんてできませんからね（笑）。

甲野　そのことは昔から武術の世界では、よく指摘されていますよね。

また、昔は、おそるべき力を発揮した職人がたくさんいましたが、そうした職人たちも準備運動はしませんよ。〝さあ、やるぞ〟と思っただけで、自然と体が準備できる。それが当たり前だったのでしょう。さっきまで仲間としゃべっていたかと思えば、スッと仕事に入る。だから、アスリートも、武術家も、その場に入ってパッと身体性が切り替わるような、ある種の職人にならなければなりません。

私は、ストレッチの問題の一つは、意味のない動きにあると思います。意味のない動きとは、日常生活や仕事の中で、物を持つとか、片付けるといった必然性のある動きではないということです。

日常生活に必要な動きや、仕事をするときの動きは、体の動きと共に、自然と意識も使われます。ですが、ただの柔軟体操やストレッチは、それを行なっている時の意識の在り方をどうするかが問題だと私は思います。技や仕事は、それを行うために、意識的にせよ、無意識的にせよ、意識の在り方を問われますよね。

〝意識しすぎてはいけない〟〝フト何気なくそのことを行う〟といったことの重要さなどが説かれるのも、その技なり仕事を行なおうとした時、どうしてもその自分がやることに関心を持たざるを得ないからでしょう。

ですが、ストレッチなどは〝伸ばして気持ちがいい〟ということはあるにしても、そのことに関わるとき、まず、建設的な気持ちはありませんよね。

小関 それは非常に示唆に富んでいるお話だと思います。意味がないからこそ意味があるように、部分的に実感を求めたり、やってる感を大切にしたりするわけですね。

甲野 さきほど、ちょっとこのストレッチに関連して御名前を出しました松村卓氏は、小関さんも会われた事があると思いますが、現在〝骨ストレッチ〟を広く教えておられますね。

この〝骨ストレッチ〟が有効な理由は、あくまでも私の感想ですが、ただ手足を曲げ伸ばしするのではなく、ある種の技術を伴っているからではないかと思います。技術があれば、それを上手にしようと、意識もその動きが必然性を伴ったものだと認識しますから、効果も上がるのではないでしょうか。

これはまたウエイトトレーニングにも言えることかもしれません。ヘッドホンで音楽を聞きながらトレーニングの苦役に耐えて筋肉を太らせるという方法は、根本的なところが間違っているように私には感じられるのです。

ですから、ストレッチ、柔軟体操といえども、ある目的を持ち、結果としてそれがストレッチにもなるというものであるべきだと思います。

一般のウエイトトレーニングにせよ、ストレッチにせよ、ただ筋肉を太くするとか、体を柔軟にするという目的で身体を動かしていると、意識は自分のやることがなくて〝つまらなくなってしまう〟のでしょう。ですから音楽を聴いたりして、その意識の手持ち無沙汰感を紛らわせているのだと思いますが、これは身体を上手に使うためには決定的に問題があると思いますね。

昔、日本のウエイトトレーニングのカリスマ的存在であった若木竹丸という方がおられましたが、この方の怪力は物凄く、寝て両手を伸ばし、そこで百十キロのバーベルを持って、グーッと半円を描いて自分の顔の前まで持ってこれたそうです。また、ボクシングに挑戦するのに、寝た状態で胸のところに百キロのバーベルを差し上げ、そこから手を離して胸の上に落とし、鍛えられたそうです。

私が注目しているのは、この凄まじい力を養成するのにバーベル等を使われたのですが、そのトレーニングの最中の意識は退屈を紛らわせるような状態ではなく、自分の意識の中にもう一人のライバルをありありと思い描き、そのもう一人の自分に、現在の自分を嘲笑させるというストーリーを作って頑張られたたことです。

ですからトレーニングも、それこそ必死の思いでされていたのです。〝これができなければ死ぬよりも悔やまれる〟というような凄まじい思いで取り組まれたので、誰からも驚嘆されるような身体を作り上げられたのだと思います。それだけの思いでトレーニングに取り組まれているわけですから、当然そのトレーニングは意識にとっても仕事以上に必然性があったわけですから……。

まあ、ここまでトレーニングに命がけになれるというのも一つの才能だと思いますが、どんなジャンルでも傑出するというのは、その人にとって、そのジャンルに上達することが命をかけても悔いないという思い入れができることではないでしょうか。

例えば、小関さんも何度か会われている麻雀二十年間無敗の桜井章一・雀鬼会会長も、麻雀に命をかけられていたから、あれほどのレベルまで行かれたのだと思います。そして、その命がけの思いも、自分を鼓舞するための掛け声的な覚悟ではなく、知らない間に〝もし自分が麻雀で負けたら、自殺はしないかもしれないけれど、とてもじゃないが人の前にはいられない。どこか山にでも入ってしまうだろうな〟という、まるで勝ち続けることが本能に染みついているかと思うほど深いものがあったので、あそこまでになられたのだと思います。

小関 以前、アドバイスしていた格闘技の選手と一緒に雀鬼会にお邪魔した時の話ですが、「ギリギリを楽しみます」という選手の言葉を受けて、桜井会長が「ギリギリじゃダメなんだよ。ギリギリの一歩手前が大事なんだ」と仰っていました。私達から見れば会長はあれだけギリギリのことをされてきたのにと思いましたが（笑）、会長ご自身はどんな過酷な状況でも余裕を大切にされていた。つまりそこの必然性を感受されていたことなんだと思います。

甲野 まあ、一般人にはとてもそういう覚悟は無理ですが、自分の行動に必然性を感じさせるということは、絶対必要だと思います。

例えばしゃがむことが苦手な子どもが焚火を囲んでいたら、いつの間にかしゃがんでいたという話を、ある人から聞いたとき、〝ああ、そうか！　柔軟体操もそうあるべきだなあ〟と思いました。

小関　確かに和式便器が当たり前だったころは、ほとんどの日本人がしゃがめないなんてことは、特殊な事情がない限りなかったわけですからね。
環境と必然性の要素というのは、稽古やトレーニングだけではなく、あらゆるところで見出してみるだけで、身体における相当な変革となると思います。

甲野　人の行動は意識とは切り離せません。それ故に不都合も起きるので、よりそのことによい集中ができるように〝夢想剣〟といった意識していて意識しない方法などが、古来、武術の世界では、工夫されたのでしょう。

これは、動作と意識とは元々密接不可分だからだと思います。トレーニングを指導されている方々は、是非このことを深く考えていただきたいと思います。

そして、体を動かすなら、昔式にぞうきんを使って立ったり座ったりして拭き掃除をするとか、そういう目的を持った仕事で体を使った方が良いと私は思いますね。
そういう仕事をする身体は、より効率よく〝疲れないように〟という配慮が自然と働きますから、スポーツジムに行って、汗をかいて動き、ただカロリーを消費しようというような運動とは、本質的に違いますよね。

小関　ただ、そういったことをやる場合、僕たちは意味なく、〝意味を持たせて何事もこなすこと〟が骨の髄まで染み込んでいますから、必然性と身体について、何度も見直す必要があると思います。

甲野　その点、ウエイトトレーニングというのは、いまも、その問題点を指摘しましたが、この問題以外にも、効率よく動くには、重いものを負担に感じないような体の使い方をしなければならないのに、今の筋トレは、鍛えたい筋肉が〝重い〟と感じるような負荷をかけて行っていますよね。
つまり、その筋肉を積極的に疲れさせることで、その筋肉を太くしようとしているわけですが、これは下手な身体の使い方を進める方向に行っているように私は感じられてなりません。

もちろん、良い動きをするには、筋肉もよく働いてもらわなければなりませんから、そのために、筋肉を普段から動かすことは大事だと思いますが、そういうふうに筋肉を鍛えるのであれば、全身の統合性やバランスがとれている中で筋肉を使うようにすべきです。

そして、重要なことは、その動きをする時に、意識や無意識といった精神的なものが、深く関わっていることが必要だと思います。

例えば、滑りやすい茣蓙(ござ)の上に立って、その茣蓙を誰かに引っ張ってもらい、その瞬間、膝の力を抜いて体を宙に浮かせ、倒れないようにする〝茣蓙引き〟は、心理的に嫌でも緊張しますし、全身の統合性が非常に必要となります。

その上、体を沈めることで、脚部の筋肉も結果として鍛えられるでしょう。このように、ある動きをした結果として、鍛えられるというような方法が、トレーニングとしては優れていると私は思います。

そうしたトレーニングによって桁違いな身体能力を身につけた、最高峰の人物は、幕末の慶応2年生まれで大正7年に亡くなった十津川(とつがわ)の中井亀治郎です。この人の身体能力は、現在、誰もマネができないでしょう。

何しろ、大雨などで崖崩れが起こった後のガレバに、空の醤油樽を転がし、落石のように落ちて行く、この樽を棒で叩きながら、下まで駆け下りていったそうですから。とにかく、その身体能力は超絶的でしたが、これは10歳頃からサルの群れを追いかけて、木の枝から枝を風のように伝って移動することを好んで行っていたからのようです。

この一つ間違えば、大けがをするか、命も落としかねない〝枝渡り〟を強い興味を持って取り組んだことが、この超絶的な身体能力を作り上げたのだと思います。

もちろん、現在はそうした環境で体を鍛えることは、一般の人たちにはとても無理ですが、スポーツ選手などは、これに近いようなトレーニング環境を作って体を鍛えることは、とても有効だと思います。

多くの人々は様々な用事や仕事に追われている中で、ある程度でも体を鍛えることは難しいでしょう。しかし、体が効率よく動くように整えることは、日々の健康維持のためにも必要ですよね。

小関　先生のお話を伺っていると、ウエイトトレーニングの問題は、単にフィジカル的な問題ではなく、現代社会の人間の在り方そのもののような気がします。

社会的な環境やルール、安全な環境、評価の基準や物の価値など、そういったことが縮図となって表れているのだと思います。

ですから、僕は選手にはウエイトトレーニングについては、こちらからとやかく言うことはありません。彼らにとっては、まだ必然がある状態だからです。

「ウエイトしない方がいいですか？」と聞いてくる選手もいますが、先生も言われたように、そこに目を向けること、本当の意味で意味を見出すことが大切なんだと思います。それを人に判断を仰いで止めたとしても、部分的な身体の使い方が変わらなければ、パフォーマンスが上がるどころか、むしろケガをするかもしれません。

だって無理するためのトレーニングでもあるわけですから、無理に耐えられなくなれば、ケガをするのは当然な訳です。だから、この問題は良し悪しだけの判断の問題ではないと思うのです。

もちろん、その覚悟の度合いにもよりますが、身体に対する考え方や価値観、体の使い方や感覚の求め方、身体への信頼や可能性など、そういったことをトータル的に変えていくことが、一番の近道ではないでしょうか。

選手にバランスレッスンしていくと、本人がそれらの矛盾に気付き始めるんですね。

迷いながらも手放すことができる人もいれば、そこに留まってしまう人もいます。

だからそういった価値観って新鮮な思いで経験や体感を通さなくては、変わっていかないと思います。ヒモトレやバランスボードといったシンプルなアイテムや使い方が、そのキッカケになればいいかなと考えています。

「いいと感じた動きを再現しようとしてはいけない」

小関　やはり型というか、自分の中にできあがってしまったルーティンは、ちゃんと自分で捉え直した方がいいと思います。

型やルーティンは、良い方向に進めば、同じことをやることによって、普段見えない繊細な部分が新たに見えてきたりするんですけど、使い方を間違えると、厳しい練習やトレーニングをすること自体に満足している選手のように、お守りとか保険みたいな感じになってしまう面もありますよね。

野球のイチロー選手とか、抜群のセンスを持っている選手は、そういうルーティンが縁起を担ぐようなものではなく、自分のコンディションを見るための道具だったり、自分の慣れ親しんだ動きを新鮮に見るための手段だったりしますから。

体のコツを見つけるためには、ルーティンや稽古の中身というよりも、その捉え方が大事だ、ということになるんでしょう。中には、ルーティンを嫌うような選手もいます。

運動って、すごく主体的なものじゃないですか。主体性が機能しないと、どれだけ頑張ってもうまくできない。能力を発揮できないということですね。

以前、横浜Ｆ・マリノスで講習を頼まれたことがありました。ここは組織が大きいのでコーチやトレーナーだけで１００人以上いるんですが、こういう大きな組織には必ず勘のいいトレーナーがいらっしゃって、講習会の後にお話すると、「プロ選手の中でも、代表やスタメンになる人となれない人がいます。その差はどこにあるかというと、自分のフィルターを持っているかどうかです。彼らは、良い意味で僕ら指導者側の言うことをきかないんです」と仰っていました。でも、なかなか選手になれないとか、ケガをしてしまう人たちは、言われたこと全部をちゃんとやろうとしてしまう。

真面目な人は、言われたことを１００パーセント頑張ろうとするけど、それが却ってよくない。先ほどお話した野球部の子どもと同じで。

甲野　そういう真面目にやる人って、自分の中で確かなものが育っていないから、言われたことをただやるだけになってしまうのですよね。

小関　はい。やはり、自分の中で点と点を結びつけることを何かしないと、次の展開にはいけないと思います。

甲野　私と稽古している人の中でも、どんどん新しい技や動きを開発する山口潤さんや田島大義さんは二人とも、たいへん稽古熱心ですが、新しい技をちょっと説明するだけで、すぐ理解できるようです。

この人たちの様子を見ていると、稽古をやっていくうちに〝ああ、そうか。こういうことだったのか〟と気付くようですね。そうすると、動きの系統が複数組合わさった複雑な体の動きも、瞬間的に理解できるようです。

そして、本当に稽古するのが面白くてしょうがなくなってきて、私も気付かなかったような原理や体の使い方をいろいろ工夫して私の方が、そうした工夫を教えてもらっています。

小関　こと体の動きについては、これを丁寧に教えるというのは、本当に難しいことですよね。

甲野　そうですね。ただ、才能のある人は、見ているだけでもこちらが伝えたいこと以上のものを吸収して、自分の動きに展開していきます。

私の講習会のスタッフの一人H氏は、ただ私の技を見たり、少しだけ技を受けているだけで、独自の技の世界を構築してきています。

とはいえ、こうした例は本当に稀で、やはり講習会となればできる限り解説をしなければなりません。ですが、体の動きはとても言葉では説明しきれません。動きには、いくつもの要素が同時に存在していて、それらが同時並行で動いていますから。言葉で説明しようとしても、言葉は「Aのときに Bをする」とか「Aがこう動いたら、次にBが動いて」というふうに、どうしても一対一対応でしか表現できません。ですから、「AやBやCやDやE」のすべてが、微妙に合わさっている状況を言葉で説明することは、言葉という一つの時間軸の上で順を追う形でしか表現できないという性質上、不可能なのです。

韓氏意拳の創始者である韓競辰先生の、「いいと感じた動きを再現しようとしてはいけない」という名言はまさに、その通りなんですよね。

つまり、再現しようとすると、その途端に言葉で概念化してしまうから、微妙な動きも却って平板で単純なものにしてしまうということです。また、それを思い出して表現しようとした途端に言語化されていない動きが消えてしまうんですね。

ですから、言葉でそのことを全て説明しようとせず、何かに例えて記憶しておくという方法が昔から、よく使われているのだと思います。

日本の武術では、得道歌といって、自然界の現象や動物の動きなどに例えて、武術の技の微妙なところを後進の者に伝えようとしています。

これなどは、それぞれ歌によって、そこで伝えたい感覚を何とか残そうとしたものではないでしょうか。

今のトレーニングには時差がある

小関　今のトレーニングはどうしても、時差のあるトレーニングになってしまうんですね。

例えば、腹筋を１００回やれば筋肉がついたり太くなって、見た目も変化したりしますよね。見た目には明らかに変化がありますし、運動学的にも「筋肉量がこんなに増えた」とか、「こういう動きに関しては強くなる」というのは証明されるんですけど、それが果たして実際に目的にしている運動で、本当に有効なものなのかということは、ほとんどの人が見ていないように思います。トレーニングと実践の関係が、実はとても不透明なんです。

そう選手にも言うと、「そうなんですよね」という答えが返ってくる。選手も、心のどこかで気付いていたけど、それだけに見ない振りをしていたというか。そこを初めて他人に指摘してもらった、という印象を受けます。「これだけやったから」「頑張ったから」という気持ちの面は埋められるかもしれませんが、本当に体を使うという場面になると自信がないのです。

甲野　トレーニングとしては、やった感、達成感があるのは、むしろ問題があるわけですね。

小関　本当に有効な動きというのは、先ほど甲野先生が仰っていた職人のように、準備運動なしで、瞬時に身体のバランスがとれている状態になる。いわば、時差がないものですよね。

その時差があればあるほど、体の動きを意識して説明しようとする、いわば〝脳の穴埋め作業〟ができるわけですが、時差がないと〝脳の穴埋め作業〟ができないので、普段、脳を使って理解している人は、もう混乱しちゃうわけですよ。

でも、体の状態は、本当はそこで、その瞬間で、結果が出ているじゃないですか。〝極意とは眉毛の上の吊し物、あまりの近さに見つけざりけり〟ではないですが、答えが近くにありすぎて見えない、みたいな状態があるんですよね。

選手もそれをちょっと説明すると、少しずつ分かってくれるんです。「今ってどこにあるんですか」と言われたら、説明できないですよね。

甲野 それこそ、古歌にある〝いまという いまなるときはなかりけり まの時来らばいの時は去る〟という言葉通りですね。

小関 〝今〟にすべて体の条件が揃っていますから。過去にちょっと行っても、未来にちょっと行っても、その瞬間、〝今〟の条件がすべてなくなってしまう。

今、起こったことを意識しすぎると、却ってできるものもできなくなってしまうんですね。

例えば、最近、日本ライフル射撃協会メダルポテンシャルアスリート委員会の委員をされている藤井彌(わたる)さんから興味深い話を伺いました。

今、射撃の練習システムは、レーザーでピピピッと自分の撃つ軌跡が見えるそうです。だから、撃つ時にそれを確認して、引き金を引くわけですが、どうも0・2〜0・3秒の間で狙ったところから僅かに逸れ始めるんです。

狙っているのにも関わらず、実際の現象としては、引き金を引く僅か0・2〜0・3秒前に、ズレが生じているんですね。意識として、ちゃんと狙っているつもりなんですが、もう既にズレている。

これは全国レベルの高校生の軌跡ですが、このズレがない状態で点数の計算をすると、世界のトップ選手レベルになるんです。実は具体的な技術の差って他の競技もそんなにないのかもしれませんね。

よくサッカーで、チャンスの時に外したり、ボクシングでチャンスの時にいいパンチが当てられないのは、この意識と体のズレだと思います。

0・2秒、0・3秒って、もう意識では分からない世界ですよね。でも、その刹那で結果が変わってくる。だから、この0・2〜0・3秒の差をどう埋めるか。真理を求める人たちは、この刹那をどうするか、ということを追求していたと思うんです。

もうちょっと現代的な用語でいうと、フォロースルーとか、武術的にいうと〝残心〟とか、そういうものがここを埋めていたんじゃないかなと思うんですよね。

自分のやっていることと、実際に起こっていることのズレをピタッと合わせる智恵があると思うんです。

甲野 本当に射撃がうまい人間は無造作に撃発するようでいて、まさにピタリと的を撃ち抜きますよね。狙いをつけているんじゃなくて、結果と一致している。

小関 銃声は1発しか聞こえないのに、二つの風船を撃ち抜いているという驚異的な拳銃の抜き撃ち技を持つ、ボブ・マンデンという人がいましたね。

甲野 あれも、意識しては、とてもできないでしょう。

たしか、拳銃を抜いて撃つまでの時間が、0・02秒以下だったと思います。昔、

「シェーン」という有名な西部劇の主役を務めたアラン・ラッドという俳優が、抜き打ちの早さが０・６秒ということで話題になっていましたが、その約30分の１で、その時にかかる加速のＧが10Ｇという、とんでもない数字だったと思いますから。

今は何事にも〝意識する〟ことが良いことのように思われていますが、〝意識する〟ということは、問題が多いと思いますよ。

私も６年前に真剣を竹刀よりも速く変化させることができるようになりましたが、このことを実演する際に、よく使う〝影抜き〟という動きは、私の前に、竹刀か木刀などを立ててもらって、それを真剣で袈裟切りに斜めに斬るような形で斬り込んでいき、一瞬で反対側に刀を抜きます。

これは真剣を、そこに立てられている竹刀か木刀の上を飛び越えるように使っているわけですが、それがほとんど一瞬なので、「まるですり抜けたようだ」と見ている人たちに言われます。

このような動きは、真剣（日本刀）は重く、反りもあって、竹刀よりも遥かに変化させながら使うのは難しいと剣道の専門家も思っていますから、この演武を実際に見た剣道の高段者にも驚かれます。

この技を行うとき、私はごく短時間ですが、気を失っている瞬間があります。

小関　気絶されているんですか⁉（笑）。

甲野　まあ、そうですね。この動きは、身体の五系統以上の動きをほぼ同時に統御しないと、できない動きですから、意識していると、とてもできない動きなのです。ピアノを弾かれている方も、両手で演奏しているとき、左右の手の指の動きを意識していてはできないと思いますが、それと同じようなことだと思います。

小関　確かに、あの速さで刀を使うのは、意識ではとてもできませんよね。

甲野　この〝影抜き〟の技は、身体をどう使うかという精密なプログラムが、もちろんあるようなのですが、その刀が竹刀などを飛び越える際の、ほぼ一瞬の身体作動のプログラムを正確に行うためには、そのとき意識があってはできないのだと思います。

努力することはナンセンス？

甲野　学校の先生やスポーツの指導者から、「教え子がこういうことができないんです。どうしたらいいでしょう？」と相談に来られたとき、「こうやったらどうですか」とアドバイスをしても、その先生がうまく指導できないということってありますよね。

小関　偉そうに言えないですが、上手くアドバイスできない人は、原因と結果があるとすると、結果から原因を見て指摘してしまいます。順番が逆だと、意味も相当変わってきますよね。

上手にアドバイスできる人は原因から示すけど結果には触れない。結果はあくまでも結果的なものですから、操作する範疇ではないことが分かるのだと思います。成り立ちの順番ってすごく大事です。

例えば、以前、ウサイン・ボルト選手の特集をＮＨＫでやっていましたが、彼の大腰筋が異常に発達していることを研究者が発見したんですね。でも、その成り立ちを考えると、ボルトが大腰筋を鍛えようとしていたわけじゃないと思うんです。彼の走りの感覚そのものにあるのではないかと思うのです。

でも私たちは大腰筋を鍛えるトレーニングをしてしまう。順番、成り立ちが違うから走りの中で機能しないわけです。

例えば、肩に無駄な力が入っていると背中や腰の力は使えません。力が抜ければ背中も使われ腰も使われる。結果的にそれぞれの筋肉も必然的に鍛えられるわけです。

しかし、肩の力が入っている状態で背中や腰を鍛えればどうでしょう。見た目の筋肉はつきますが、元々関係性がない状態で作ってしまったわけですから、実際に動いてみても連動し機能しないわけです。

ですから、因果の順番、成り立ちを見極めることはアドバイスする上でも大切な要素と思います。

甲野 う～ん。そのあたりは、指導者のセンスが一番問われるところですね。大切なのは、〝結果としてそうなっている〟ということですが、その結果だけを切り取って、マネようとしても似て非なるものをつくるだけですからね。

小関 子どもって、同じことを何回も繰り返したりしますよね。例えば、同じ絵本を何回も見たりするじゃないですか。あれも見取り稽古だと思うんです。

だけど、大人はそういう子どもに対して、「これ、さっき見たでしょ」と言って、「それではバランスが悪いから、こっちも見なよ」みたいなことをしちゃうわけですよ、親切心で。

でも、同じことを繰り返しているように見えるのは大人の認識であって、実は子どもにとっては、毎回新しい世界が見えていて、そこから今まで見えなかったものが見えてきたり、新しい関係性や情景が浮かんだりしているんだと思うんです。

だから、子どもは飽きないで同じ絵本を何回も見ることができるわけじゃないですか。他の遊びもそうですよね。

子どもが同じことを繰り返すという経験を、僕ら大人がつい表面上だけで見てしまい、子どもの中に広がりつつある新しい感覚の世界を、知らず知らずのうちに奪っているような気がするんですよね。

甲野　同じことを繰り返すことについて、今の子どもの例とは全く逆のことになってしまっているのは、スポーツトレーニングや武術の反復稽古でしょう。「基本を繰り返し行って、しっかり身につけよう」と言って、ただひたすら回数をこなしていく稽古は、ひとつひとつ動きの質的な検討などせずに、ただノルマをかけて刷り込ませるようなことになってしまっていますから。

しかも、その基本が本当に優れた基本かというと、そうではないことがすごく多いですし、〝この動きは適切な〝基本〟なのか〟と検討することもしない。これは非常に大きな問題ですよね。

ですが、先ほどの子どもの絵本の読み方は、ノルマ式の稽古とは違いますね。同じ絵本を見ていても、子どもにとっては、そこに毎回新しい発見があり、新しい感動があるというのは、本来の稽古や学びの在り方のように思います。

これはハイハイをしていた幼児が立ち上がり始めるときに、何度も何度も同じような動きをすることとも共通していますね。この時、幼児は、単にある形の反復をしているのではなく、毎回新しいチャレンジをして自分の能力を切り開いているのに、間違いないと思いますから。

ですから、大人のノルマ式の反復稽古は、子どもにとっては、苦役みたいなものですよ。とにかく、ただただ回数をこなしているだけの稽古は、非常に効率が悪いだけではなく、有害ですらあると思います。

小関　仰る通りだと思います。義務的な反復トレーニングは、学びの原点となる好奇心や興味が失われる可能性が大きいわけですから。

僕と縁ができる選手の中には、ケガに苦しんで「もう辞めようかな」という人も多いのですが、その人達は経験もあり、練習も真面目にやってきているんです。

先ほど、うまくいかない人の特徴は真面目な人だと言いましたが、どこに対して真面目に取り組むのかが重要だと思います。

例えば、１から10まで科学的トレーニング理論を実戦するよりも、まずは本人が、その競技に対して、興味や好奇心を抱いた頃の気持ちを取り戻すところから始めなくてはなりません。

そう言えば、以前、サッカー日本代表の岡崎慎司選手と話をしましたが、彼は練習のための練習と、実践のための練習をよく理解していると思います。

そのことは、こんなエピソードからも分かると思います。岡崎選手は、最近は少なくなりましたが、よくゴール前で転ぶことがあって、その理由について彼と話したとき、「あれは、自分はもちろん転びたくないけれど、それ以上頑張ると体が壊れると分かるから転ぶんです」と言っていました。つまり、見た目は〝失敗して転んでしまった状態〟ですが、彼の中で、転ぶことの理由の一つは、転ぶことによってバランスをとっているということなんです。体の声に素直に従っていると言い換えてもいいですね。

先ほども話しましたが、転ぶことはバランスを失うというネガティブなイメージだけではありません。岡崎選手とも、「積極的に転ぶことができるということは、立つのも速いし、次の展開にも繫がるよね」という話もしました。

甲野 イチロー選手の「空振りにも、意味のある空振りがある」という言葉は、今までの野球選手から聞くことができなかった名言ですね。

小関 はい。イチロー選手はヒットを打ったとしても、内容が伴わないヒットに関しては、まったく納得していないようですね。そこに彼のセンスの良さがあるのだと思います。

甲野 〝ここで打っちゃったら、二塁手の真正面になっちゃうな〟と思ったら、それは敢えて外して、次に来る、もっといい展開に賭けるということのようです。

小関 センスのよいプレーをする人たちは、結果に貪欲だからこそ、目先の結果を追いません。小さな時間を切り取って見れば、〝失敗〟に見えますが、彼らはもっと鳥瞰的に、先の展開も見据えた大きな物語の中で判断しているように思います。先ほど申し上げた、起点から結果までの幅が広いということです。

スポーツ選手の多くは、どこかで〝こうしよう、ああしよう〟と、過去にやったことを再現しようとするあまり、苦しんでいるところがあります。前にもお話した、「もともとプレーすることが凄く楽しかったでしょう」というところまで戻っていくと、自分の動きをすごく新鮮に見たり、試したり、工夫するところまで戻すことができるんです。

そういう状態で体を使うと、ケガをしにくくなったり、当然ですけれども、パフォーマンスも良くなったりします。

甲野　やはり、スポーツにしろ、教育にしろ、根本的な問題は、「努力することが善いことだ」と言われていることですね。今は、無条件に〝努力することは良いこと〟になっていますが、努力っていやらしいじゃないですか。

小関　〝努力は、いやらしい〟、ですか⁉

ます。

甲野　最近、よく講習会などで「努力をするのは良いことだと皆さん思っているけど、努力って良い場合もありますけど、努力っていやらしいですよね」という話をしています。

意識的な努力では、どうにも行き詰まることがあります。例えば、禅の語録『無門関』の第十九則に〝平常是道〟という話があります。

簡単に言うと、ある僧が弟子に「道とは何ですか」と聞かれて、「道とは平常のことである」と答えた。続いて、弟子が「それに向かって、どのようにして努力や工夫をしたら良いですか?」と問うと、僧は「努力したら平常じゃない」と答える。それに対し、弟子は「努力をしないで、どうして道を求めることができるのですか」と問うと、僧は「〝求める〟ということは平常から離れてしまうし、〝求めない〟というのはただのバカである。そうした分別を越えて、疑問が起こらないところに達すれば、良いとか悪いとか、努力するとか努力しないとかの分別が入る余地はない」と答え、それによって、弟子が悟ったという話です。

必然性のある結果としての努力は、もちろん意味がありますが、何か欲につられて行う努力というのは、私はどうしてもいいとは思えないのです。

そして、必然性のある努力は、本人が〝努力しているとは思っていない〟という特色がありますよね。〝そうせざるを得ないからしている〟ということですから、いわゆる頑張って行う努力とは違うと思うのです。ですから、単純な目的のための意識的努力は自由な発想をする余地もなくなって、もっと大きな進展をする上での妨げにもなります。

小関 必ず、行き詰まりが出てきますね。

甲野 本来、学問は現時点では解決できないことを、将来解決するために行うものではないでしょうか。今は分からない、何かしらの答えを求めて、仮説を立てながら、更に探求していく訳で……。しかし今の学生時代の学問は、全て入試のための学問のようになっていて、ユニークな考え方や、今までなかったような問題提起をするような教育では、ありませんよね。入試を前提とした、予め答えが用意されているような問いの立て方ばかりをしているように思いますが、そこからは将来、革命的な発想をするような人物が生まれる可能性は極めて低いように思います。そう考えると、問いの立て方にも、センスが必要ですね。

小関　学問の本質は問うことであり、その答えが新たな問いになっていくということですね。それは確かにセンスが必要ですね。

甲野　このセンスは、努力で良くなると思いますか？　私は、誰であっても意識的な努力によって、〝センスが良い〟と言われるような人間には決してなれないと思うのです。現代は、〝努力することは良い〟ということに対しては、ちょっと誰も異論を唱えにくくなっていますけれど、努力って、むしろセンスを悪くさせている場合が少なくないと思いますよ。

本来、センスのいい反応というのは、いろいろと思考を巡らせて出てくるものではなく、パッと反射的にいろいろなものが結びついて、理由も分からずに結論が浮かんでくるものだと思います。会話で〝この人、センスの良い答えをするなぁ〟と思うときは、その答えは、その人が考えて、考えて、捻り出したのではなく、「それはね、こういうことだよ」とパッと当意即妙に出てくる場合が多いじゃないですか。

無理矢理、あれこれと意識して〝何とかしよう〟としていたら、逆にセンスなんて枯れてしまうと思いますよ。

世の中に出て、仕事をしていく上で、実際に何が役に立つかといったら、人と話をしている中でパッと生まれてくるセンスの良い対応というのが、一番力になると思います。そして、そのセンスは努力では全く磨けないものだと思うのです。

いま話しました、努力の問題点ということも、センスの良い人なら、ちょっと言われると〝ああ、そうか。そうだよなぁ〟と納得すると思いますよ。ですが、〝努力は良いこと〟の一色で、ほとんど世間は塗りつぶされていますね。

でも、それでは、せっかくの才能も芽を出さない可能性があるので、私の講習会などでは、「努力することは、いやらしい」と言って、皆に「エッ」と思ってもらって、知らず知らずのうちに思い込んでいる〝努力することは良いことだ〟という共通認識のようなものを揺さぶり、その中から、何か新鮮な気付きを見つけていただきたいと思っているのです。

努力すると、できない動き

甲野 人間は、今の今しか生きられません。過去のことは過ぎたことだし、未来はまだ来ていないんです。

「明日のことを思い煩うな。明日のことは明日自身が思い煩うであろう」と聖書にありますが、今、私の武術の様々な技に影響を及ぼしている〝人間鞠(まり)〟という動きは、まさにこの聖書の言葉通りなのです。これは当初、〝しゃがんだ状態で楽に立ち上がる方法はないかな〟と思って、いろいろと工夫しているうちに自然と生まれたものなんです。

小関　どんな動きなんですか?

甲野　これは、しゃがんだ状態から、前転するように腰を上げ、そこからただ体全体を落とすだけなのです。そうしたら、体が落ちるのと同時に足裏が下からちょっと浮き上がって、体全体が落ち、ちょうど鞠が弾むように、なんら努力せずにフワッと立つことができるものです。ただ、これは体全体を沈むに任せるということが、ほとんどの人ができないため、今のところ、安定的にできる人は私以外、3、4人しかいません。

小関　その〝人間鞠〟で先生が体全体を落とす時と、それを見習おうとする人達が体全体を落とす時とは、どう違うんですか?

人間鞠

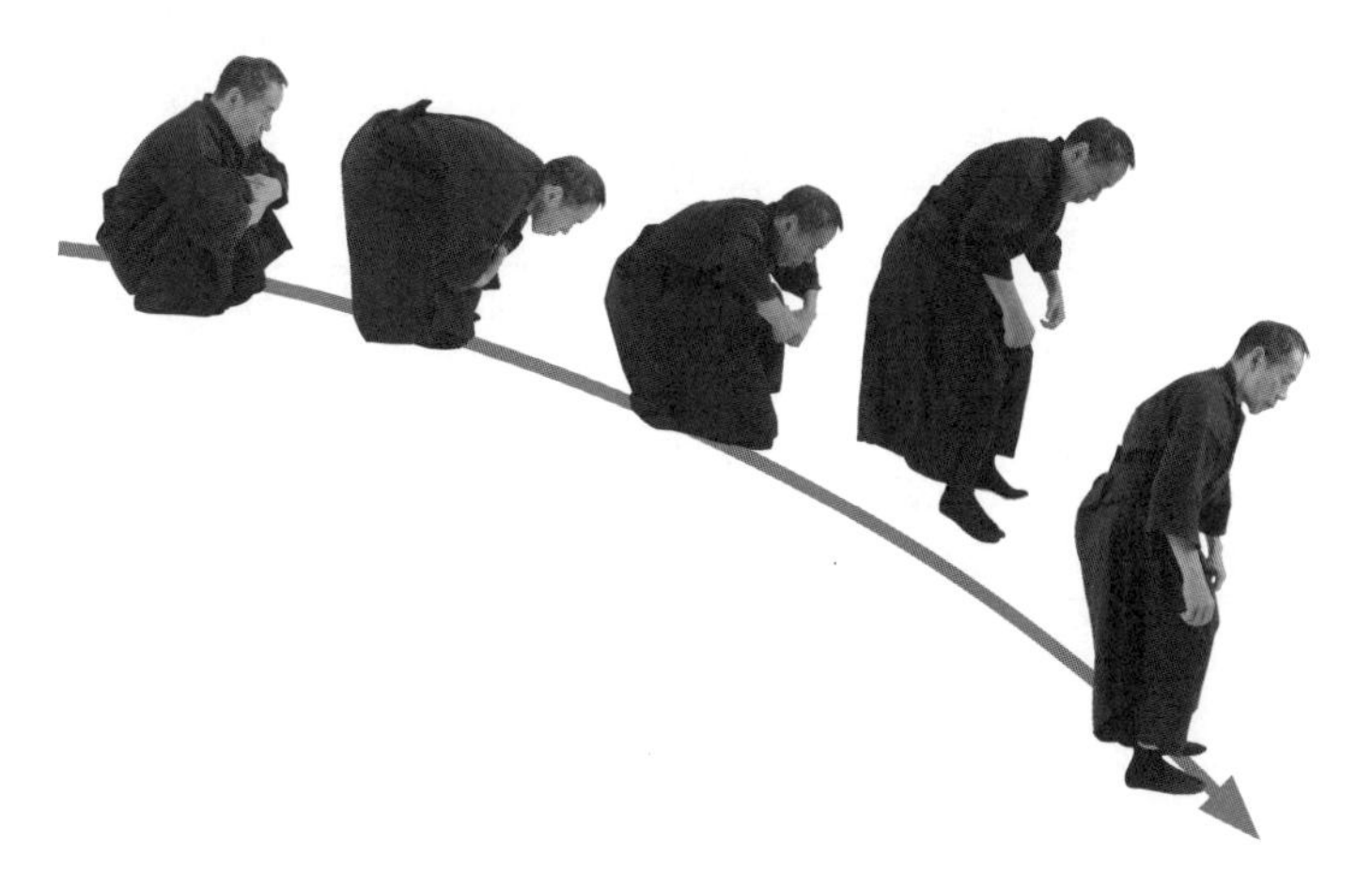

甲野　皆さんは体を沈める時に、どうしても次に立ち上がることを意識して、その準備をしてしまうのですね。しかし、それでは、体に任せて自然と立ち上がることとは全く違ったものになってしまいます。「沈む時に、これから立ち上がるのだと次のことを考えてはだめですよ」と、いくら口で言っても、ただ、体を沈めて、それが自然と鞠が弾むように立ち上がってくるということは、どうしても思い描けないようで、ほとんどの人は、何回やってもできません。

先ほどからお話していますが、多くの人は〝努力することは良い事だ〟という考えが、子どもの頃から染み付いていますからね。

小関　そうですね。体の動きに関して、何でもかんでも分解して組み立てようとしている傾向はありますよね。〝元々、体の動きというのは分解されていない。全体が最小単位の1個である〟ということをもう一度、認識し直す必要はあると思うんです。

今、主流になっている〝科学的に物を見る〟ということは、全体の中のある部分や範囲を切り取って、その関係性を検証するものです。

この科学的な目線で体の動きを分析しようとしても、体の動きというものは全体のバランスやまだ私達が気付いていない様々な要因で成り立っていますから、部分的に体の動きを捉えようと思っても、どこかで限界があるんです。

それが現代人の理解の仕方や価値観そのものとなっていますから、スポーツの練習やトレーニングでも注意しないと、その問題点が出てしまう。

どういうことかというと、練習は本番のため、実践のためにやるものですよね。それで「弱点克服のため」と言って、本番の中のある部分だけを切り取って、拡大して練習するんですけど、大抵の場合、この部分のみの練習で〝やりきった感じ〟になってしまうんです。

実践の中のある部分をA点、B点と区切って練習するうちに、いつしか練習のための練習になってしまうことが多いんですね。それでは実践に戻っても、全然使える状態にならないんですね。本番は待ったなし・練習なしの一度きりですから。

甲野　練習と本番に関しては、演劇などでも「練習は本番のつもりで、本番は練習のつもりで」などと言われているようですが、そもそも、この練習という概念自体を変えるという事が重要な気がします。カショーゴティネというカナダ極北の先住民は、〝教える、教わる、学ぶ、習う〟という概念がなく、子どもは〝見取り稽古〟が身についているし、大人は自然に情報交換して技術を高めているようです。

考えてみれば、私のやっていることも別に試合があるわけでもなく、人に見せるための演武会があるわけでもなく、まあ、ごくごく稀には演武会に招かれる事もありますが、私が一番充実感があるのは、私の技の術理をよく理解してもらっている私の稽古会の常連の人達との検討研究稽古ですからね。

そうした中で気付いた新たな術理を検討するため、ある特別な動きをしてみたりすることもありますが、それはそれで何かの部品作りという仕事の本番なわけです。ですから考えてみると、本番・練習という区別は、私にはあまりありませんねえ。

小関　他の地域の先住民族でも似たような話を聞きますね。数の概念がないとか、左右の概念がないなど、これもきっと自然と共存する中での必然性なのだと思います。

　僕たちの今の環境も必然性によってもたらされてきたものではありますが、彼らが暮らしているような本来の意味での自然からは遥かに遠ざかっています。

　僕たちにとって身体は一番身近な自然ですが、周りの環境が、人間が意識的に作ったものであふれてくると、自然である身体に違和感があったり、身体が着いて行けなかったりするんですよね。

　そうした時に、先住民たちの概念に思いを馳せることで、本当に何が必要かどうか手掛かりになるのではないでしょうか。

　そういった意味でも、甲野先生の稽古や練習に対する考え方も、先生ご自身の稽古が、ごく自然の生活に根差したものになっているからだと感じます。

甲野　まあ、東京という都会に暮らしていて、自然な生活とはなかなか言えませんが、私は木に囲まれていないとちょっと辛いですね。
　さて、自然は自然でも、人間の志や感情の自然さを考えた場合、現代のスポーツ界は根本的な問題を抱えていますね。

その代表例は、今のスポーツの強化選手が「明日は練習が休みでうれしい」と言って、メダルにつられて、苦しい練習にも耐えているということです。これは本当に、そのスポーツが好きで、それに没頭しているというスポーツの本来の在り方にも反していますし、それでは真に高いレベルの技術も身につかないと思います。

このことに関しては、昨年（2015年）私が帯を書きました、『超人の秘密　エクストリームスポーツとフロー体験』（早川書房）の中に出てくる、フリークライミングのディーン・ポッターや、フリースキーのシェーン・マッコッキー、また激流をカヤックで下るダグ・アモンズなどの人達の挑戦が何よりの手本だと思います。ダグ・アモンズなどは、世界で最も下ることが難しいといわれるカナダのスティキーン川をソロで下ることに成功していますが、その事をごく身近な者以外には18年間も誰にも言わなかったということです。これは、アモンズにとってのカヤックは、人から称賛を受けたり、多額の収入を得るためではなく、自らの中にある純粋な探究心がそうさせたのでしょう。このダグ・アモンズは、スポーツなどを行なう人の本来あるべき姿を示しているのではないかと思います。

小関　これは本当に究極だと思いますが、パフォーマンスを発揮するための大きな方向性として相当参考になると思います。

〝ただやる〟ことの難しさ

甲野　武術の研究を私自身の職業にして37年間、様々な技や術理に気付くとともに、生きるということそのものへの気付きもたくさんありましたが、人間は本当に〝ただやる〟ことが難しいのだとつくづく思います。

小関　何事にも〝なになにのために、こうしよう〟と、計画を立てて取り組むことが美徳のように言われている今は、〝ただやる〟ことは、ますます難しいでしょうね。

私達はつい結果を求めながらやりますが、結果のためにやるのではなく、やること自体に意味があるわけです。意味を求めてはいけないけど、そこから意味を見出す必要もある。言葉で説明すると益々分かり難いですが、やってみることで腑に落ちるものですね。

ですから意味より先にやってみること、つまり〝ただやる〟ことは、これからの私たちにとっても大切な要素だと思います。

甲野　確かにそうですね。人間は自由なようでいて、実際は数多くの自動的な束縛の中で生きていますから。

〝ただやる〟と言われても、「何のために？」というふうに、自然と見返りを求めてしまうのですね。

まあ、稽古やトレーニングは、もちろん〝上達〟という見返りを求めて行うことですが、その大きな〝上達〟という目的のために、目先の義務感のような目的意識は捨てた方がいい場合って多いですよね。つまり、その競技をうまく行うために〝勝とう〟という気持ちを捨て、「無欲無心で臨め」とはよく言われることですからね。

まあ、そういう点でも〝人間鞠〟のように楽にスッと立ち上がるという目的はあるのですが、そのために〝立ち上がろう〟という目先の義務感のような目的を忘れることが必要なのです。そして、〝人間鞠〟はそうしたことができるようにする、心理的なトレーニングにもなるような気がしますね。

〝科学的根拠〟の限界

小関　ヒモトレは、今でも奇跡的で驚くような事例や症例がたくさん報告されていますが、それに対して「え！そんな効果が⁉」という驚きはありません。むしろ、〝ここはこれも関係していたんだ〟〝ここが感じられていないんだ〟〝原因はこっちだったのか〟など、身体全体の関係性やフォルムが明らかになることが、本当に面白いんです。

それはヒモトレを利用されている人達とも共有できますし、ヒモトレをしていない人達とも共有できる。ヒモ一本ですが、それを通して自分というものを深めている感じがします。これはきっと僕だけではありません。

しかも、ヒモトレの研究結果を報告してくださった方も、〝思いついてやってみたら、効果があった〟という感じで、先に具体的根拠があって試したわけではないんです。だから、ヒモトレは、結果が先にあって、理由は後で付いてくる、ということがほとんどです。

もちろん、東海大学大学院医学研究科の石井直明先生をはじめとする、いろいろな方のご協力で、検証とデータを取って、統計学的にも〝ヒモトレは効果がある〟と認められていますし、〝科学的根拠がある〟〝エビデンスがある〟というのは非常に強いものだと思います。〝何だか分からない怪しいもの〟への不安がなくなって受け入れやすくなったり、説得性が出てきて伝わりやすくなったりしますから。

ですが、科学的ということを前面に出すと、何もかも〝科学的に説明できること〟に納まらなくてはならないという不自由さも起こりかねません。

あくまでもそれは、一つの側面であること、甲野先生の武術に対する姿勢ではありませんが、〝これが正しい〟というスタンスを捨て続けるのが、身体における探究の原動力だと思っています。

甲野　それは私も全く同意見です。ある程度計測したり、データをとって研究することは、意味もあるかもしれませんが、それが主役になっては、本末転倒になってしまうと思います。

努力のあり方も、この科学的研究の問題に似ていて、必然性のある稽古やトレーニングをするということは、結果として努力したようにも見え、これは、もちろん意味がありますが、何か欲につられて必然性もないのに行う努力というのは、私はどうしてもいいとは思えないのです。そして、何度も言っていることですが、必然性のある努力は、本人が〝努力している〟とは思わなくなるという特色がありますよね。

〝そうせざるを得ないからしている〟という感じで、そうではない目的のための意識的努力は、自由な発想をする余地がなくなって、もっと大きな展開をする上でのブレーキにもなります。

だからこそ、自分の中にある身体の矩を作ることは、とても大事なことです。そうやって、身体の技法を確かなものとして育てることは、さまざまな状況に対応する能力を養うことでもありますから。

これは、私が時々聞かれる「なぜ平和な世の中で、武術の稽古をするのですか」という問いへの答えでもあります。

ただ、武術はある程度、体力がないと稽古をすることが難しかったり、習得までに時間がかかるかもしれませんが、ヒモトレは、体がどんな状況でも、その人のできる範囲で身体の精妙な力を引き出す道具になりますから、いろいろな方にお薦めできます。

もちろん、ヒモトレから武術の世界に足を踏み入れて、さらに精妙な体の働きを学ばれる方があれば、より世界が広がると思います。

武術や体の技法に関しては、私のところ以外に、小関さんがされている光岡英稔師範率いる韓氏意拳や東南アジアの武術を研究されている一門の方々や、また今回何度か話に出ました甲野陽紀の身体技法の研究講習会など、私の周囲では、さまざまな武術を指導している人たちが少なくありませんから、関心のある方は、そうした武術等の講座、講習会などを体験されるのもいいと思います。そして、〝これは自分に向いている〟と思われたら本格的に学ばれたらどうでしょうか。

私が交流している武術関係者は、私のサイトとリンクしていたり、私のツイッターでフォローしておりますから、それらをご参考にしていただけたらと思います。

小関　ヒモトレを通して様々な発見や研究報告をしてくれる仲間が本当に増えました。毎年そういった方々にも協力してもらい、〝バランスフェスタ（仮）〟なるものの開催も考えています。スポーツや子ども、介護や教育と様々なアプローチから〝本来の体〟とできるだけ多くの方に向き合ってもらえる機会になればと思います。

現代人にとって、体は面倒くさいかもしれませんが、生まれて死ぬまでの相棒ですから、いじめるだけではなく、仲良くなってみることで、体から沢山のことを教えてもらえると思います。きっと、面倒くさかった体がいつの間にか、好奇心と興味に変わっていることでしょう。

その先は他人が介入できないところですからね。是非ご自身でその景色をご覧いただきたいと思います。その最初の入り口としてヒモトレは良いキッカケになると思います。

僕が28歳の頃、甲野先生に出会った時のように、ヒモトレを通して世界が変わることを願っています。

甲野　過分な御評価ありがとうございます。まあ、私が人との出会いに関しては、私自身驚くような運の良さに恵まれていることは確かです。運は別に私の才能ではありませんから自慢できるようなことではありませんが、小関さんのように、私と出会って〝自分の人生が開けた〟と感謝してくださっている方も指を折ると、もう両手では足りなくなってきました。

例えば介護福祉士の岡田慎一郎さん、数学者で今回小林秀雄賞の受賞が決まった森田真生さん、精神科医の名越康文院長にも「甲野先生と出会って人生が変わった（狂った）一番の代表は僕ですよ」と、よく言われます。

まあ、こうした方々と出会ったことで、私の方も少なからず恩恵を受けていますから、双方にとって良かったということだと思いますが、その一番の代表的例は光岡英稔師範とのご縁ですね。また、職人の方の中にも私の本や映像を見て腕が上がったと礼を言ってくださる方もあります。

そして今回、小関さんとヒモトレに関する本を出すことになったわけですが、ヒモトレは本当に何も考えずに、ヒモを巻くだけで体がたちまち変わりますから、今後多くの人にますます必要とされますし、発展していくでしょうね。これからの展開を、とても楽しみにしています！

おわりに

　バランスの仕事を始めて十数年になりますが、当時の僕は、それを仕事にしようとも思っていなかったし、ヒモトレを考案しそれを世の中に紹介することなど、ましてや武術研究者の甲野善紀先生に声をかけていただき、こうしてコラボの講座や本を出版するなどとは、夢にも思わなかったことです。

　たとえ未来からの使者が来て「あなたの未来はこうです」と伝えられたとしても、当時の僕にはそれをイメージできるだけの素材すらなかったのですから、当然想像もできなかったでしょう。

　夢を持つことの大切さは、どこの世でも言われることですが、僕は少し変わっているのか、もしかしたら以前から夢を持つことに違和感があったのかもしれないと、身体と向き合うようになって気付くことができました。それは身体がいつも〝今、この瞬間〟に存在し続けるからです。もちろん〝ああなったらいいな〟〝こうなれたらいいな〟という憧れも当然あります。

ただ、たとえ夢であっても、何かを決めつけてしまうことによって、今現れている現象や新たな出来事を見落としたり、制限されることもあるのではないか、とも思うのです。

そう考えると、夢を叶える事もいいのですが、夢にも思わぬ出来事が目の前に現れた時に、いかにそれを感じ取れる人でいれるか、という事のほうが貴重であり、何倍も楽しく可能性に溢れているのではないかと思うのです。

そして、本書でお伝えしたいことは、それを感じ取れる身体を私たちは持っているということです。それを少しでも感じ取っていただければ、これほど嬉しいことはありません。

最後に、この様な夢にも思わなかった貴重な機会を下さった、甲野善紀先生には心より御礼申し上げます。

本書にてコラムに登場下さいました、中澤医院の中澤暁雄先生、善通寺養護学校の藤田五郎先生、浜島治療院の浜島貫院長、バランスからだ塾の安田政之塾長には、それぞれのジャンルから新たな希望と身体における可能性をお伝えいただき、今後の研究成果を期待しつつ、心より御礼申し上げます。また快くモデルを務めて下さったエドモンド琴子さん、有本匡男さん、金山孝之さんには、改めて感謝致します。

そして、この本の構成、編集を務めていただいたライターの平尾文女史には、感覚的な話が多い中、真意を保ちつつ言葉を落とし込んでいただきました。また日貿出版社の下村敦夫氏には、日々変化するヒモトレ事情に加え、著者二人の変化にも柔軟にご対応いただきました。お二人には心より感謝申し上げます。

バランストレーナー　小関勲

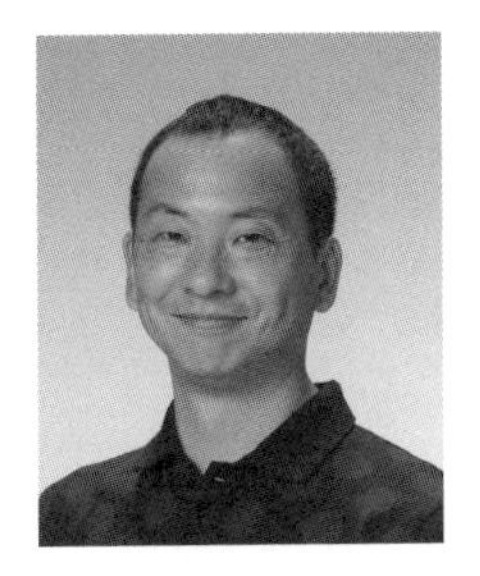

小関 勲（こせき いさお）

ヒモトレ発案者 / バランストレーナー

1973年、山形県生まれ。1999年から始めた"ボディバランスボード"の制作・販売を切っかけに多くのオリンピック選手、プロスポーツ選手に接する中で、緊張と弛緩を含む身体全体のバランスの重要さに気づき指導を開始。その身体全体を見つめた独自の指導は、多くのトップアスリートたちから厚い信頼を得て、現在は日本全国で指導、講演、講習会活動を行っている。著書『[小関式]心とカラダのバランス・メソッド』(Gakken刊) 小関アスリートバランス研究所(Kab Labo.)代表 Marumitsu BodyBalanceBoard デザイナー 平成12～15年度オリンピック強化委員（スタッフコーチ）平成22～25年度オリンピック強化委員（マネジメントスタッフ）日本体育協会認定コーチ、東海大学医学部客員研究員・共同研究者、日本韓氏意拳学会中級教練

WEB site ●http://www.m-bbb.com/
●http://www.kablabo.com/

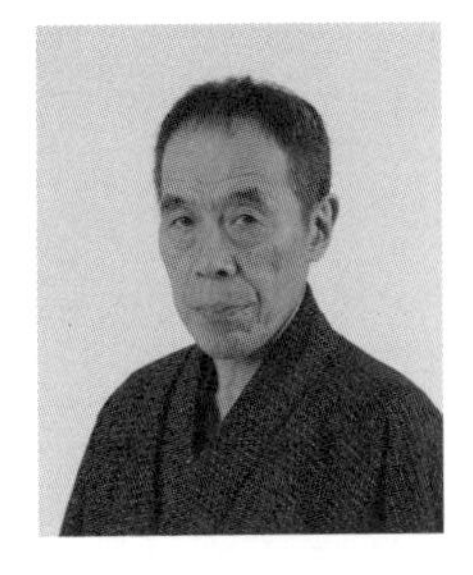

甲野善紀（こうの よしのり）

武術研究者

1949年東京都出身。1978年松聲館道場を設立。日本古来の武術を伝書と実技の両方から研究し、その成果がスポーツ、楽器演奏、介護、工学等から注目を集め、日本各地のみならず海外からも指導を依頼されている。2007年から3年間、神戸女学院大学で客員教授も務める。著書に『表の体育　裏の体育』（PHP文庫）、『剣の精神誌』（ちくま学芸文庫）、『神技の系譜』（日貿出版社）、『できない理由は、その頑張りと努力にあった』（聞き手・平尾 文　PHP研究所）など多数。松聲館（http://www.shouseikan.com/）「夜間飛行」から月2回メールマガジンを発行（http://yakan-hiko.com/）

モデル●エドモンド琴子、有本匡男、金山孝之

本書はWEBマガジン コ2【kotsu】（http://www.ko2.tokyo/）で、2015年6月より2016年6月まで連載された、「甲野善紀＆小関勲　カラダのコツの見つけ方」を基に、加筆補正したものです。WEBマガジン コ2【kotsu】では、武術、武道、ボディーワークをはじめ、カラダに関することを情報発信しています。企画のご相談、執筆なども随時承っていますので是非、ご覧ください。
Twitterアカウント：@HP_editor

ヒモトレ革命

繋がるカラダ　動けるカラダ

●定価はカバーに表示してあります

2016年　10月20日　初版発行
2021年　6月10日　6刷発行

著　者　小関 勲・甲野 善紀

発行者　川内 長成
発行所　株式会社日貿出版社
東京都文京区本郷 5-2-2　〒 113-0033
電話　(03) 5805-3303（代表）
FAX　(03) 5805-3307
振替　00180-3-18495

印刷　株式会社ワコープラネット
カバー／野瀬友子
写真／糸井康友
モデル／エドモンド琴子、有本匡男、金山孝之
構成・編集／平尾 文

ISBN978-4-8170-7040-1
http://www.nichibou.co.jp/